突然死から身を守る

最強心臓メソッド

平澤元朗
HIRAZAWA MOTOAKI

幻冬舎MC

はじめに

動悸、不整脈、高血圧など、30代も半ばを過ぎると気になり始める諸症状を、仕事が忙しいという理由やまだ若いという過信から放置する人は多くいます。確かにそのような症状のなかにはストレスが原因で一時的に引き起こされるものもあるため、気にし過ぎるのはよくありません。しかし、命に関わる病気の前兆の場合があり注意が必要です。

実際、厚生労働省の報告では心疾患は日本人の死因の第2位になっています。第4位の脳血管疾患は心臓の不調から発症するものが大半であるため心臓関連の病気ととらえると、心疾患と脳血管疾患を合わせた死亡者数は約32万人(2021年)で、第1位の悪性新生物(がん)の死亡者数約38万人に迫る勢いです。高齢化に伴い、心疾患患者は増える一方で、2030年には心不全患者数が130万人を超えると試算されています。心不全の5年生存率は約50%と進行がんと同等なほど深刻な病なのです。

心不全の原因で特に注意が必要なのは高血圧です。血圧の高い状態が続くと血管の内側が傷つきやすくなって動脈硬化につながり、確実に心臓の機能を低下させます。自分では気づかないうちに死に向かっているという意味で、高血圧は「サイレントキラー」と呼ばれています。

がんは長く苦しむけれど心不全ならコロッと死ねるから楽だ、などと言う人もいますが、これは大変な間違いです。実際は、心不全になると5年から10年以上かけて徐々に悪化し、終末期には呼吸困難の発作で入退院を繰り返し、苦しみながら最期を迎える人のほうが大多数です。

人生１００年時代を最後まで健康に謳歌するためにも、心臓や心疾患に対する正しい知識をもち、心不全にならないよう、もしくはそれ以上悪化させないよう、きちんとケアすることが大切です。

私は約20年にわたり、循環器内科医として心疾患の治療にあたってきました。これまで、心不全の患者さんが呼吸困難の発作で入退院を繰り返す様子や、退院した患者さんが栄養をとれずにやせ細っていく姿を何度も目の当たりにし、心疾患には予防と継続したケアが重要であることを痛感してきました。２０１９年にクリニックを開業してからは、循環器疾患に強い経験豊富なスタッフに加え、専任の管理栄養士を含めたチーム医療を実践しています。さらに、地域における健康のための活動（栄養指導教室や運動指導教室、ウォーキングイベントなど）やレシピの開発なども行っています。そんな私の臨床実績と日々の活動から導き出したのが、本書のタイトルにある「最強心臓メソッド」、つまり、心臓を１００年動かし続ける方法です。

柱となるのは、栄養・運動・薬の３つです。

まず栄養についてですが、高齢者の場合、摂取カロリーが足りないことで活動レベルが低下し、それが心不全の予後を悪化させる大きな要因になるといわれています。一方、65歳以下の若年者でも、心不全の背景には高血圧、糖尿病、脂質異常といった生活習慣病があることが多く、それらの予防・改善にも栄養管理が必須です。

次に運動ですが、筋力を維持し、しっかりとした呼吸を行うことが重要です。加齢に伴い、心身の活力が低下した「フレイル」の状態では心臓の機能も著しく低下しますが、これは日常的な運動の習慣をつけることで予防できます。私は高齢者でも自宅で気軽にできる筋トレなどを指導してはいますが、それまで運動の習慣がなくフレイルになった人が急に筋トレを始めるよりも、若い頃から日常的に運動の習慣があって継続しているほうが負担が少なく、体にとって望ましいのはいうまでもありません。

3つ目の薬は、病院で出してもらうものを飲んでいれば間違いないように考えがちです。しかし、人間の体は一人ひとり違うのですから、効果の程度や副作用は人によって異なり、場合によってはそれがかえってリスクを高めることもあります。最低限の知識を身につけ、どういう薬を何の目的で飲むのか、その結果どうなれば望ましいのかを知っていれば、心臓をより長く健康に保つ助けになります。

本書では、心臓を健康に保つために必要な心臓の基礎知識を分かりやすく解説しています。そのうえで、私のクリニックで実践している栄養療法・運動療法・薬物療法を組み合わせた「最強心臓メソッド」を、皆さんに広く実践してもらえるよう紹介しています。

心臓に関する正しい知識を身につけ、一人でも多くの人が心不全を防ぐことにこの本が役立てば、著者としてたいへんうれしく思います。

第2章

元気な心臓を保つために知っておきたい
心臓の老化を防ぐ10の生活習慣

第3章
正しく栄養をとることが心臓の健康を保つ

最強心臓メソッド① 栄養療法

第4章
有酸素運動と筋トレで心臓の老化を防ぐ

最強心臓メソッド② 運動療法

第5章

薬と治療の正しい知識が心臓を守る

最強心臓メソッド③ 薬物療法

第6章

「栄養」「運動」「薬」で心臓をケアすれば、人生100年時代は謳歌できる

第1章

元気な心臓が健康長寿を叶える

人生100年時代に
おさえておくべき「心臓の知識」

心臓ってどんな臓器？

　私たちの体内で休むことなく脈を打ち続けている心臓は、生命を維持するためになくてはならない臓器です。心臓が止まれば生物は当然死に至ります。しかし動悸や痛みがない限り、心臓を気に掛ける人はほとんどいません。

　心臓は小さな筋肉細胞（心筋細胞）がたくさん集まってできていて、心筋細胞の数は約１００億個といわれています。心臓の筋肉が果たす役割は、収縮と弛緩を繰り返すことでポンプのように働き、全身に血液を送り出すことです。

　この収縮と弛緩は1分間に約70回、1日に約10万回繰り返されており、心臓からは1分間に約４～８ℓ（大型のやかん一個分）の血液が送り出されています。この血液の流れのことを循環といい、全身に送り出されて戻ってくる血液の流れを体循環、肺に送られて戻ってくる血液の流れを肺循環といいます。体循環では新鮮な酸素を含んだ血液が全身に送られて、二酸化炭素や老廃物を回収して心臓に戻り、その血液は肺循環によって肺に送られ、新鮮な酸素と栄養を取り込んできれいな血液となって心臓に戻り、再び体循環で全身に送られます。

心臓の内部は上部にある心房と、下部にある心室に分かれ、それぞれ左右に一つずつあり、右心房、右心室、左心房、左心室の4部屋で構成されています。血液は心房から心室へ、そして左の心室からは全身へ、右の心室からは肺へ送られます。

また、胎児の心臓は受精して1週間も経たないうちに動き始めます。胎児は母体では羊水の中にいるためまだ肺呼吸はしていません。その代わり母体にいる胎児の心臓には穴があいていて、体循環で戻ってきた血液は肺循環の代わりに胎盤に送られ、きれいな血液となって体に戻ってくる仕組みになっています。

そしてこの穴は生まれた瞬間にふさがります。赤ちゃんがおぎゃあと泣いた瞬間、肺に空気が入って膨らむことで穴はふさがり、血液の流れも体循環・肺循環へと切り替わるのです。

この巧妙なシステムはまさに生命の神秘といっていいと思います。

再生医療ではまだ再現できない100億個の細胞が起こす奇跡

腕を動かそうと思えば腕の筋肉が動くように、体の筋肉は自分の意思で動かすことができます。一方で心臓の筋肉は動かそうと意識しているわけでもないのに勝手に動いていいます。

筋肉は動かし続けると普通は疲れてしまうはずです。心臓の筋肉が一生涯止まることなく動き続けられるのは心臓に備わった優れた数々の機能が関係しています。

例えば実験動物の心筋細胞を取り出し、ある環境下で培養すると、細胞自体がピクッピクッと一定のリズムで動きます。これは自律的な興奮（律動）といって、ほかの筋肉細胞にはない心筋細胞だけの特性です。体を動かす筋肉である骨格筋などの筋肉細胞は外部からの刺激がないと動かないのに対し、心筋細胞は自ら電気を発生して外からの刺激がなくても独自で興奮する性質をもっているのです。

独自で動く心筋細胞が100億個集まってできている心臓が、一つの臓器として動くためには、これらすべての細胞を協調して動かす必要があります。その主導権を握っているのがペースメーカー細胞と呼ばれる細胞です。ペースメーカー細胞はほかの心筋細胞よりも速い速度で律動し、その電気信号を波のようにほかの細胞へと伝えていきます。こうすることによってペースメーカー細胞の動きに従うようにほかの心筋細胞が協調し一定のリズムで動くとともに、心房と心室の細胞が同時に収縮することで血液を体内へと巡らすことができるのです。これを「刺激伝導系」といいます。

さらに心臓には房室結節と呼ばれる細胞群があり、基本的にはその部分からしか心房から心室へ電気的興奮は伝わることができません。心房に不整脈が起こった場合に心房の異常をそのまま心室に伝えないよう制御するといった機能もあります。不整脈の一種である心房細動が起こると心房は1分間に300回くらい興奮してしまい、それがそのまま心室に伝わると心室細動を起こし突然死を招きます。房室結節はこの心房の興奮を半分くらいに抑えて心室に伝えることで心停止を防ぐ働きを担っているのです。

今は体のさまざまな組織や臓器についての再生医療が進んでいます。もちろん心臓を再生させるための研究も続けられていますが、心筋細胞を増やすことはできてもそれを塊にし、そこに刺激伝導系という電気的興奮を伝えるシステムを備えて相互に協調し合い動くようにすることはたいへん難しく、現段階ではまだ実現できていません。

最新科学をもってしても再現することができないという事実は、心臓がいかに複雑なメカニズムによって成り立っている奇跡的な臓器であるかを物語っているのです。

心臓を動かすエネルギーはどこからくる?

心臓が一定のリズムで動き続ける仕組みについて考える際にもう一つ重要なのが、心筋細胞は興奮し続けるためのエネルギーをどうやって産生しているかという点です。人間は植物と違って光をエネルギー源にすることはできないため、私たちは体外から食べ物を摂取してエネルギーを産生しています。

細胞の中にはエネルギーを産生する機能があります。食べ物を摂取すると栄養分が消化管を通って吸収されブドウ糖（グルコース）、アミノ酸、脂肪酸の3つの栄養素に分解され細胞内に届けられます。エネルギーが産生される場所ではそれらの栄養素を構成する元素を使ってさまざまな化学反応を起こし、二酸化炭素や水に変化させるのです。

このとき分子を分解したり結合したりする過程で、ATP（アデノシン3リン酸）というエネルギーの元がつくられます。

細胞内のエネルギーを必要としている場所でそのATPを受け渡すと、ATPのリン酸基が一つ外れてADP（アデノシン2リン酸）になり、そのときにエネルギーが放出されます。

こうして生まれたエネルギーが心筋細胞では筋肉を収縮させるエネルギー源になるのです。

このようなエネルギー産生システムは心筋細胞に限らずすべての細胞に備わっていますが、心臓の細胞は動き続けなければならないため常にエネルギーを必要としています。そのため、心筋細胞ではほかの細胞よりも効率よく、よりたくさんのエネルギーを生み出すための特殊な性質をもっています。

その一つが、酸素を使ってエネルギーを生み出すシステムです。ヒトの細胞にはＡＴＰを生み出す際、酸素を使ってＡＴＰをつくる回路と、低酸素でＡＴＰをつくる回路の２種類があります。

低酸素でＡＴＰをつくる回路では、ブドウ糖１分子でＡＴＰは２分子しか合成されません。それに対し、酸素を使ってＡＴＰをつくる回路では、ブドウ糖１分子でＡＴＰ32分子と16倍も合成することができます。

　しかも食べ物から得た栄養でつくられるエネルギーだけではすぐに枯渇してしまうため、エネルギーを産生する際に変化したＡＤＰをもう一度工場に戻し、ＡＴＰに再合成するシステムも、心筋細胞には組み込まれています。

　さらに、酸素を使ってＡＴＰをつくり出す回路では、ブドウ糖だけでなく脂肪やタンパク質からもＡＴＰをつくることができます。食事がとれずに飢餓状態になったら、体の中にある脂肪を分解してエネルギーにすることもできるのです。

　酸素を使ってＡＴＰをつくり出す流れは細胞の中にあるミトコンドリアという小器官で行われます。心臓が酸素を使ってエネルギーを生み出している証拠に、ほかの細胞と比較して心筋細胞内のミトコンドリアは数が多いうえ、サイズも大きいことが分かっています。さらに酸素利用率も、脳や肝臓が10～20％であるのに対し、心筋細胞は70％と非常に高いことも明らかになっています。

栄養素を取り込んで化学反応を起こし、酸素を使って効率よくたくさんのＡＴＰをつくっては必要なところに運んでエネルギーと交換し、そこでできたＡＤＰを再度工場に移してまたＡＴＰに再合成する――この一連の作業が休むことなく延々と続いていることを想像すると、私たちは生命を維持するために休まず働いてくれている心臓のことをたまには意識して大事にしたいものです。

心筋細胞はなぜ動き続けても疲れないのか

効率よくたくさんのエネルギーを産生するために心筋細胞に備わっているもう一つの性質は細胞分裂をほとんどしないことです。身体のなかで増殖や分化をしない細胞は極めて珍しいといえます。

細胞分裂をしないことがなぜ効率よくエネルギーを生み出すことに関わるのかというと、細胞は分裂するときに多くのエネルギーが必要となり、さらに新しい細胞をつくるためにアミノ酸や脂肪などの栄養素も必要になるからです。そのため細胞がほとんど分裂しないということは、そこにエネルギーや栄養素を費やす必要がありません。そうすることで心筋細胞は細胞内に入ったグルコースやアミノ酸をほぼエネルギー合成のためだけに使うことができ、より効率のいいエネルギー産生が可能になっているのです。

またエネルギーを産生する過程で生じる乳酸も、心臓は再び細胞に取り込んでエネルギーとして再利用する仕組みになっていることも分かってきています。

乳酸は、骨格筋では疲労の要因の一つになります。蓄積した乳酸は通常は外に排出されてエネルギーとして使われることはありません。その乳酸の蓄積が心臓の筋肉では起こらないのです。これがほかの筋肉は動き続けると疲れてしまうのに、心臓の筋肉はずっと動き続けられる理由の一つと考えられています。

心筋細胞には自らの身を守る機能も備わっている

効率よくエネルギーを産生する過程では、その特性ゆえに生じるリスクもあります。心筋細胞にはそうしたリスクから身を守る働きも備わっています。

常にエネルギーを必要とする心臓ではたくさんの酸素が使われます。酸素が多いということは、活性酸素も多量に生まれるということです。

活性酸素は核酸やタンパク質、脂質などを酸化させ、細胞そのものを傷つける作用が強い物質です。通常、細胞には活性酸素を速やかに除去するシステムが備わっていて、細胞内の酸化還元状態は平衡に保たれています。ところが活性酸素が過剰に産生されたり、酸化を防ぐ酵素が足りなくなったりしてひとたびそのバランスが崩れると、細胞が酸化ストレスによってダメージを受けてしまいます。

常に高濃度の酸素にさらされ活性酸素が多量に生まれている心臓は、こうした酸化ストレスによるダメージを受けやすい環境にあるのです。そんななかでも機能を正常に保っていられるのは細胞分裂をほとんどしないという特性が関係しています。

細胞が分裂するときは遺伝子の複写・複製が頻繁に行われます。酸素がたくさんある状況下で細胞が分裂し遺伝子の複写と複製が激しくなると、酸化ストレスによって遺伝子が傷つき突然変異が起こりやすくなります。そこで各細胞にはストレス感知機構が存在し、酸化ストレスがあると細胞分裂の進行を抑えたりミトコンドリアの代謝を低下させたり、酸化を防ぐ酵素の発現を活性化させたりするなどして細胞が傷つくことを防いでいます。特に酸素の多い環境にある心臓は、酸化ストレスから身を守るために、細胞分裂をほとんどしない細胞になっていったのではないかと考えられるのです。

もう一つ、オートファジー機構も心臓がさまざまなリスクから身を守る働きに関係していると考えられています。オートファジーとは細胞内の物質を分解して再利用する現象で、心筋細胞に限らずすべての細胞で起こっています。

このように細胞分裂の進行を停止させたり、ミトコンドリア機能を低下させたりすることで、酸化ストレスを制御している心筋細胞ですが、機能不全に陥ったミトコンドリアが蓄積してしまうと細胞内に活性酸素が増え、核内にあるＤＮＡが損傷されてしまいます。そのため損傷を受けたタンパク質やミトコンドリアは速やかに処理される必要があります。その処理法の一つがオートファジー機構です。有害なタンパク質や変性したミトコンドリアをいったん分解し、再度つくり変えるこの機構によって、細胞内が正常に維持されていると考えられています。

酸化ストレスで損傷を受けやすい心筋細胞ではオートファジー機構が活発に働いていることが分かっています。逆に心不全を起こした心筋細胞内ではオートファジーによる防御機構が低下していることも最近の研究で示されています。

心臓と血圧の深い関係

心臓に負担を掛けないためには高血圧にならないように普段の生活から気をつけようと

よくいわれます。そもそも血圧は、心臓から送り出された血液が体の隅々に行き渡るための圧力のことを指します。

例えば、血液がスムーズに流れているとき、体の末梢まで血液を届けるのに必要な圧力が１３０mmHgだとします。ところがなんらかの理由で血液が流れにくくなると、その圧力では末梢まで血液が届かなくなります。そうなると血液を押し出す圧力を１４０mmHg、１５０mmHg……と、どんどん高くする必要が生じてきます。心臓がより強い力で血液を送り出さなければいけない状態が長く続くのが高血圧です。強い力で血液を押し出さなくてはならない状態が長く続くと、それだけ心臓には負担が掛かります。高血圧が心臓に良くないといわれるのはそのためです。

心臓が収縮した際に、血管に掛かる圧力のことを最大血圧（収縮期血圧）、心臓が拡張し終わった際に血管に掛かる圧力のことを最小血圧（拡張期血圧）といいます。拡張期血圧の見方は少し複雑で、数値だけで高い・低いと一概に判断することができません。そのためここで「血圧」として挙げている数値は、基本的に最大血圧（収縮期血圧）のことです。

高血圧は心臓に負担を掛けるだけでなく、血管にも悪影響を及ぼします。水の流れているホースを指で押さえると水の勢いが増すように、強い圧力で血液が押し出されると血流は勢いを増して速くなります。血管は木の枝のように太い幹からどんどん細い枝に分かれて、全身に張り巡らされています。枝分かれしたところに勢いよく流れてきた血流がぶつかると、血管の内側の壁が傷ついてしまいます。本来血管の壁は傷ついても修復されるのですが、それが何回も繰り返し起こるうちに傷ついた部分がぶ厚く盛り上がるなどして血管が妨げられていくのです。

内側の壁が盛り上がると血管の中が狭くなって血液が通りにくくなるため、末梢まで血液を流すにはさらに強い圧力が必要になります。その結果、心臓にはますます負担が掛かります。高血圧により血管が妨げられるとさらに血圧が高くなり、心臓への負担がどんどん大きくなっていく……まさに負のループです。

健診や病院での診察で医師から血圧が高いと指摘を受けてもあまり気に留めていなかったり、気になる症状がないからと放置していたりする人も多いかもしれませんが、高血圧は心臓や血管にじわじわと確実にダメージを与えるため決して軽視してよいものではありません。

「適度な血圧」とは?

適度な血圧が具体的にどのくらいかを考えるとき、考慮しなければいけないのは加齢による変化です。血液を循環させる大部分を担っているのは心臓ですが、それ以外に血管の弾性力や骨格筋の筋肉ポンプの力も血液の循環をスムーズに行うための重要な要素になります。歳をとると血管の弾性は失われ、筋肉量は減っていき、それに伴い血液が循環しにくくなることによって必要な血圧も変化します。

高血圧を中心とした研究および啓蒙活動を通じて、国民の健康増進を図っている日本高

JSH2019の降圧目標値（診察室血圧、□は新設）

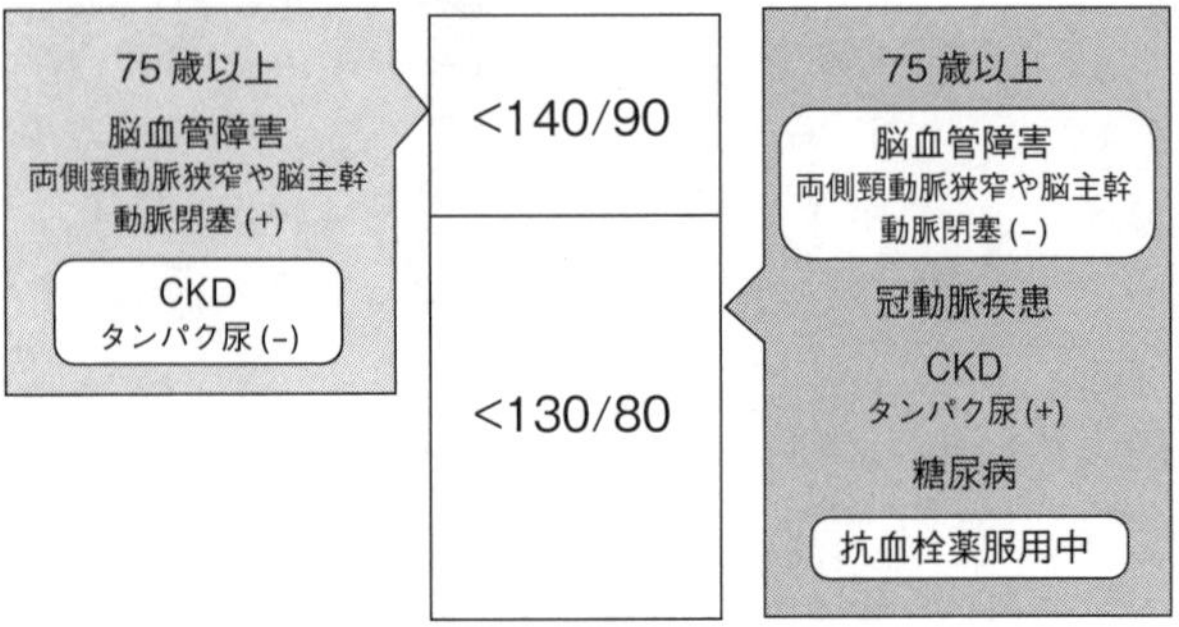

※家庭血圧の降圧目標は、診察室血圧の目標値から5mmHgを引いた値
※降圧目標が130/80mmHg未満とされる場合、75歳以上でも忍容性があれば、130/80未満をめざす。

出典：日本高血圧学会「高血圧治療ガイドライン2019」（JSH2019）

血圧学会が２０１９年に設定したガイドラインでは、75歳未満の血圧の正常値は１３０／80mmHg未満、75歳以上の血圧の正常値は１４０／90mmHg未満となっています。

高齢者は血管の弾性力が低下して血液の循環が悪くなるため、ある程度血圧が高くなる（心臓に掛かる負担が大きくなる）のは仕方のないことです。しかし、75歳未満の人の血圧が１３０mmHg以上だったとしても、すぐに治療するというわけではありません。実際に治療を考え始めるのは血圧が１４０mmHg以上になったときです。１３０～１４０mmHgは治療するほどではないですが、塩分制限や生活習慣に気をつけたほうがいいというういわば注意信号のイエローゾーンに位置づけられています。

また、家で計測すると正常値の範囲内なのに、診察室で計測すると140mmHg以上の高血圧の数値になるという人もいますが、これは白衣高血圧といいます。自律神経の乱れが原因とされ、ストレスに対する過剰な交感神経の緊張によって血圧が上昇すると考えられています。白衣高血圧の人は診察室以外でも緊張した状態に直面すると血圧が上昇している危険性がありますので、かかりつけの医師に相談して適切な指導を受け、動悸やほてりなどの極端な症状がある場合には投薬治療なども受ける必要があります。

正常値を決める際の血圧の測定は、暗い部屋で安静にした状態のなかで実施されており、健診や病院の診察室で測定するときは環境も状況も異なります。私たち医師もそのあたりを考慮したうえで治療して血圧を下げるべきか、そのまま様子を見るべきか判断するようにしています。

血圧はどのように調節されているのか

加齢以外にも、血圧を測ったときの環境や状況も考慮する必要があります。私たちは運動したり休んだり、怒ったり、緊張したりといったさまざまな環境の変化を受けながら生きていて、そのつど血圧も変動しています。

運動しているときに心拍数が上がるのは、筋肉にたくさんの酸素を送るため血流を増やす必要があるからです。心拍数を上げて心臓からたくさんの血液が送り出されるとき、心臓の収縮力も同時に高まり血圧は一時的に高くなります。

高熱が出た場合に体が震えたり汗をかいたりするのは、体の熱を逃そうとして起こる現象です。発汗させようと皮膚に近いところの血管が広がるため、末端の血流が良くなり血圧は一時的に低くなります。

血圧の調節には神経性因子と体液性因子と呼ばれる仕組みが関わっています。神経性因子とは自律神経による調節、体液性因子とはホルモンによる調節のことです。

運動したときや怒ったときなど主に短時間での血圧調節に関与するのは自律神経です。自律神経には活動時に優位になる交感神経と、リラックス時に優位になる副交感神経があります。心臓や血管、筋肉、腎臓、肺などには血圧や血液量を感じ取るセンサーが多く存在し、自律神経に情報を送っています。その情報を受けて交感神経と副交感神経がそれぞれ興奮したり抑制したりすることで血管を収縮・弛緩させながら、必要なところに必要な量の血液が供給されるよう、各臓器への血流量を調節しているのです。

体液性因子は、主に塩分と水分で構成される体液の量を調整することで血圧を調節しています。塩分をとり過ぎたときに血圧が高くなったり、それを元に戻したりするのは、この体液量を調整するホルモンの働きによるものです。

塩分をとり過ぎたとき、過剰な塩分はいったん体の中に水分とともに蓄積されむくみが起こります。体の中に塩分と水分が増えるということは、体内を循環する血液の量が増えるということです。それに伴い心臓から送り出される血液の量も多くなるので血圧は上がります。

塩分と水分は腎臓でろ過され、翌日に多量の尿となって出ていきます。余分な塩分と水分が排泄されれば体内を循環する血液量が減り、血圧は元に戻ります。

体の中に塩分と水分を蓄えたり、腎臓からの排出を促したりしているのは、レニン - アンジオテンシン・アルドステロン系、バゾプレッシン系、ナトリウム利尿ペプチド系という3つのホルモンです。これらのホルモンが体液の量を調整することで、血圧が調節されています。

自律神経やホルモンによる調節機能が正常に作動していれば、いかなる状況でも血圧が調節され、必要なところへ必要な血流が保持されます。これらの仕組みによって私たちの体は活動したり、生命を維持したりすることができるのです。

第2章

元気な心臓を保つために知っておきたい

心臓の老化を防ぐ10の生活習慣

老化のスピードは生活習慣で決まる

人生１００年といわれる今の時代、心臓にもこれまで以上に長く元気に動き続けてもらわなくてはいけません。心臓の老化のスピードを遅らせて長もちさせるために気をつけなければいけないことはいくつかありますが、重要なのは体の中で起こる炎症が老化を早めるいちばんのきっかけになっているということです。

ここでいう炎症はケガや感染症などが原因で赤くなったり熱が出たり、腫れやズキズキと痛むといった急性炎症ではなく、内臓などで長時間くすぶり続ける慢性炎症のことです。慢性炎症は目立った症状はないものの、体のいろいろなところで起こり、長時間続くことでさまざまな病気の原因になります。

心臓に大きな影響を与えるのは血管の炎症です。心臓の冠動脈（心臓に血液を供給するための血管）は、ほかの血管と比べて炎症を起こしやすいことが知られています。心臓のバイパス手術（血流が悪くなった血管を迂回して新たな血管をつくる手術）では胸の血管や手首の血管を使うことがあるのですが、これは心臓の血管がボロボロになっているときでも、胸や手首の血管には異常がないケースが多く、それほどほかの血管に比べて心臓の冠動脈は炎症を起こしやすいのです。

血管に炎症が起こると、血管の内側にアテローム（粥腫《じゅくしゅ》）と呼ばれるもろいコブのような盛り上がりが形成されます。炎症によって血管の老化が進んでいる状態で、アテロームが蓄積していくと、徐々に血管が詰まり血流が悪くなったり、流れなくなったりします。これが心臓の冠動脈で起こると狭心症や心筋梗塞にもつながってしまいます。

血管の老化を促進させないためには炎症を防ぐことが第一です。炎症が起こる要因の多くは食生活をはじめとする生活習慣です。そこから発展する高血圧はもちろん糖尿病・脂質異常症といった生活習慣病も血管に炎症を起こしアテロームを形成する要因になります。

また、生活習慣のなかにはそれそのものが炎症の要因になるわけではないものの、炎症を起こしている血管にさらにダメージを与えて心臓を弱らせてしまうものもあります。そのほか血管の炎症とは別の理由で、心臓の老化を促進するものもあります。いずれにしても、生活習慣が老化のスピードに多大な影響を与えることは間違いありません。

心臓の老化を防ぐ生活習慣①

塩分・糖質・脂質をとり過ぎない

血管の炎症を起こしにくくして心臓の老化を防ぐために最も重要なポイントとなるのは日頃どんな食生活を営むのかということです。なかでも心臓への影響を語るときに最初に挙げられるのは、塩分のとり過ぎについてです。

塩分を過剰摂取すると塩分と水分を排出する腎臓への血流が増えるため、腎臓内の血圧が高くなります。日常的に塩分を過剰摂取して腎臓の血圧が高い状態が続くと、やがて腎臓の血管は硬くなり広がりにくくなっていきます。その結果、同じ量の血液を送るのにさらに高い血圧が必要になります。長期にわたってこの状態が続くと最終的には高血圧になってしまうのです。

また、塩分以外では、糖質と脂質をとり過ぎると血管の炎症が起こりやすくなります。糖質と脂質は私たちの体のエネルギーの源でもあります。しかし糖質や脂質をとり過ぎて、体内でつくり出されたエネルギー量が消費量を超えてしまった場合、余ったエネルギーがすべて排出されれば問題はありませんが、人間の体は飢餓に備えて余ったエネルギーを蓄えようとします。その結果、血液の中には過剰な糖質・脂質が長時間流れ続けることになり、それらはやがて古くなって傷んでしまいます。

そうした物質は有害物質なので処分しなければなりません。そのために血管内には免疫細胞が集められますが、そうした免疫細胞は貪食《どんしょく》といって、有害物質を食べて分解します。通常はこうした免疫細胞の働きによって、私たちの血管の恒常性は維持されています。

さらに糖質をとると血糖値が上がります。それが緩やかに上がればよいのですが、急激に上がると膵臓からインスリンというホルモンが多量に出て、今度は血糖値が急激に下がります。この血糖値の大幅な変動が体にさまざまな悪影響を及ぼすといわれ、心臓の病気にも関係していることが分かっています。

糖質はとり過ぎないよう注意するとともに、血糖値が上がったり下がったりする乱高下が起きないように安全なとり方を工夫する必要があります。

糖質をとり過ぎると起こる糖化も、血管や心臓に悪影響を与えます。糖質をとり過ぎると体内のタンパク質が糖と結合し、そのタンパク質が劣化してしまいます。皮膚や筋肉はもちろん血管や心臓をはじめとする臓器もタンパク質でできているので、糖化によってタンパク質が劣化することは体にとって大きなダメージとなります。

酸化が体のサビだとしたら、糖化は体のコゲといわれています。劣化したタンパク質は体温の熱によってＡＧＥ（終末糖化産物）という毒性の強い物質に変性するからです。体の細胞が焼き過ぎた肉のようになるとイメージしたら分かりやすいと思います。

体内にＡＧＥが産生されると、それを排除しようと免疫細胞が集まってきて、やはり炎症を引き起こします。これが血管で起これば、アテロームが形成されて血管を詰まらせ心血管疾患につながります。

以上のことを踏まえると、糖質も脂質も消費エネルギー以上にとり過ぎないよう気をつけることが重要です。

心臓の老化を防ぐ生活習慣②

壮年期は太り過ぎに注意

太り過ぎが心臓に良くないことも容易に想像がつくと思います。太っている人は消費エネルギーより摂取エネルギーが多いため、体の中に糖質や脂質が過剰に蓄積された過栄養の状態になっているのです。

また、とり過ぎた糖質や脂質はグリコーゲンや中性脂肪として体の中に貯蓄され、内臓脂肪やコレステロールを増やします。内臓脂肪やコレステロールの増加は糖尿病、脂質異常症、肝臓病、腎臓病など万病の原因になるとともに循環器疾患のリスク因子になるといわれています。

内臓脂肪が多いと交感神経が優位になり、心臓に悪影響を与える可能性も否定できません。内臓脂肪の蓄積は、脂肪細胞から放出される生理活性物質のアディポサイトカインの分泌異常を促進してしまいます。アディポサイトカインが異常に放出されると、交感神経の緊張が高まります。交感神経は活動時に働く神経なので、その緊張が高まると血圧は高くなり、心拍数も多くなります。その状態が続くと心臓が疲れてしまって、循環器疾患を発症しやすくなるのです。

さらに、肥満は肺にも負担を掛け呼吸機能に悪影響を与えるほか、体重が重いとひざ痛や腰痛なども起こりやすくなります。結果的に動きにくくなって運動不足になると、それもまた心臓に負担を掛けることにつながっていきます。

肥満指数(BMI)と死亡リスク

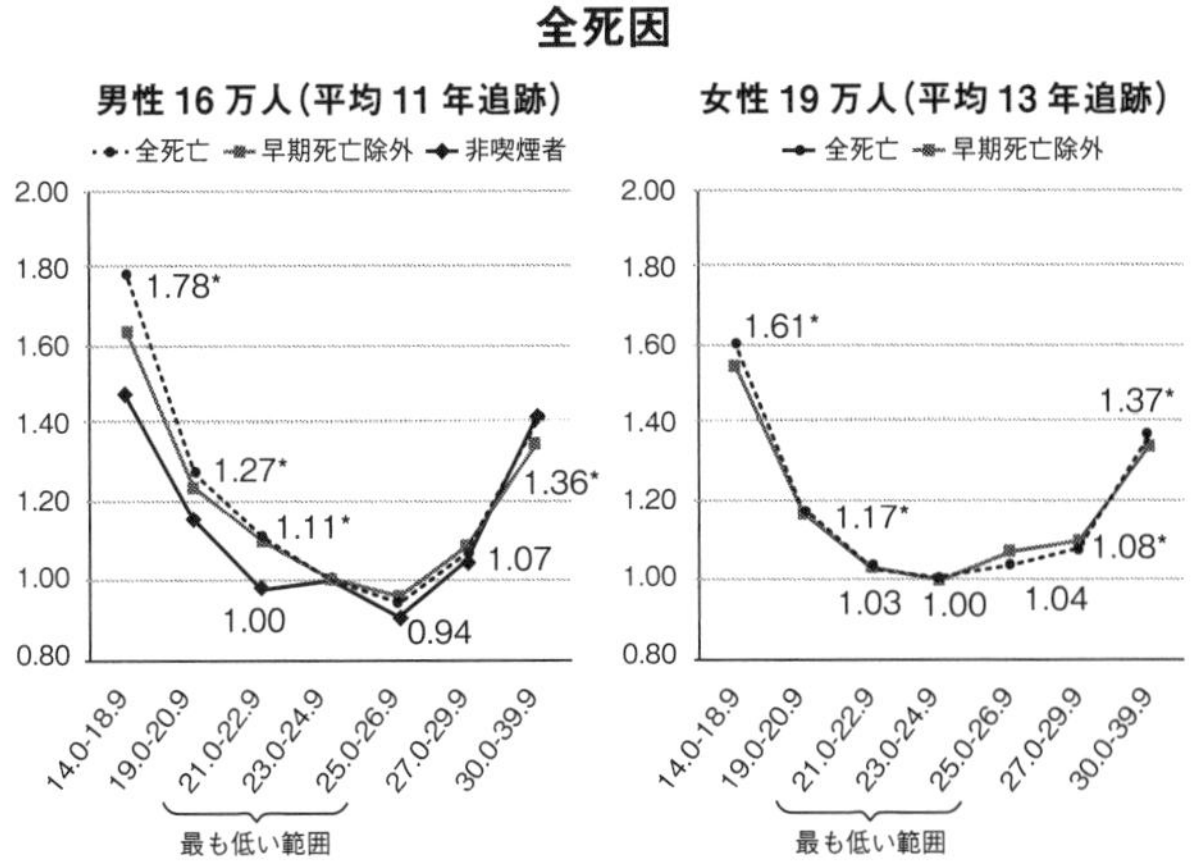

出典：国立研究開発法人 国立がん研究センター「科学的根拠に基づくがんリスク評価とがん予防ガイドライン提言に関する研究」

太っているかどうかはＢＭＩ（Body Mass Index）が指標になります。ＢＭＩは国際的な指標として用いられている肥満度を表す体格指数で、ＢＭＩ＝体重（キログラム）÷［身長（メートル）×身長（メートル）］という計算式に当てはめて算出できます。

標準はＢＭＩ22です。日本肥満学会「肥満症診療ガイドライン２０２２」によると、ＢＭＩ20～22の人が死亡率・疾患発症率ともに最も低いと報告されています。それより低くても高くても疾患発症リスクは上がっていき、太り過ぎでいうとＢＭＩ30以上の人で病気の発症率が高いことが明らかになっています。心臓の老化を早めないためにも、ＢＭＩが高くならないよう太り過ぎには注意すべきです。

ただし、太り過ぎに特に注意が必要なのは60代くらいまでの壮年期層です。70歳以上の高齢者になると太っていることが一概に良くないとはいえず、むしろやせ過ぎてしまうことが問題になってきます。

心臓の老化を防ぐ生活習慣③

たばこは吸わない

たばこ（喫煙）も間違いなく心血管に悪影響を及ぼします。いちばんの理由は、体の中に取り込まれた有害物質が体の血液の中に入り、血管の炎症を引き起こすからです。

それだけでなく、たばこは肺の呼吸機能も悪くすることが心臓にダメージを与える第2の理由です。たばこの煙に含まれる有害物質が肺に入ると肺に炎症が起こります。それが繰り返されると肺の呼吸機能が徐々に低下していきます。

肺には交感神経・副交感神経のスイッチがあり、呼吸による肺の膨らみで自律神経が調節されています。呼吸機能が低下すると自律神経のバランスが乱れ、低酸素状態になることで交感神経が優位になるのです。交感神経が優位になると心拍数が上がったり、心拍出量（心臓から全身に送り出される1分間の血液量）が増えたりして心臓にも血管にも負担が掛かります。

心臓の老化を防ぐ生活習慣④

急激な温度変化に気をつける

お風呂に入って温まったあと寒い脱衣所に出た途端、クラッときて倒れてしまったという話を聞いたことがあると思います。湯船につかって体が温まると、体温を逃そうとして末梢の血管が開きます。このとき血圧は低くなり、そこから寒い脱衣所に出ると一気に外気温が下がるため、今度は体温を逃さないように末梢の血管が急激に収縮します。すると、血圧が急上昇してしまうのです。

急な温度差によって血圧が大幅に変動することをヒートショックといいます。血管が健康な状態であれば、ヒートショックが起こってもさほど大きな問題にはなりません。しかし、血管に炎症が起こり傷んでいるところに、ヒートショックで血圧が急上昇すると危険です。血管が完全に詰まってしまったり、血管が破れてしまったりして、脳梗塞や心筋梗塞を起こしてしまうことがあるのです。

これは入浴時に限ったことではなく、私のクリニックがある福井県では、冬に積雪がひどくなって雪かきをする時期になると心筋梗塞を起こして搬送されてくる人が急増します。早朝まだ体が十分温まっていないときに気温の低い外へ出て雪かきをすると、ヒートショックが起こり血圧の急激な上昇によって倒れてしまうのです。


熱いサウナに入ったあと冷たい水を浴びるのも、心臓に負担を掛けるという意味では避けるべきです。心不全になってしまった患者さんで運動ができない人に対しては温熱療法が行われることもあるのですが、その場合も体温を徐々に上げて、徐々に下げていくことが重要とされています。急激な温度変化は心臓や血管にとって強いストレスになるからです。

寒い場所では暖房を利用したり、血管や心臓に不安のある人は急激な温度変化を受ける行動は慎んだりするなど、普段から意識して気をつけなければなりません。

すでになんらかの心臓病を抱えている人は、入浴して湯船につかる場合、温度設定を38～39度と低めにして、湯につかるのは胸までにとどめることが大切です。湯につかるとどうしても深部体温が高くなり、心拍数が上がります。しかも、胸までつかったときと首までつかったときとでは、首までつかったときのほうが血管は広がるので、立ち上がったときのふらつきが起こりやすくなります。

心臓の老化を防ぐ生活習慣⑤

便秘を解消する

このほか便秘もある意味で心臓疾患につながる可能性があるので注意が必要です。

いちばんのリスクはトイレでいきむことによる血圧への影響です。便秘がちな人は便が出にくいためにトイレでいきんでしまいます。いきむことに伴い血圧が急上昇して、心臓発作や失神を起こしやすくなるのです。

便秘は男性より女性や、やせている人、高血圧がある人、糖尿病の人、運動量が少ない人に起こりやすい傾向があります。これらの多くは心臓病の発症リスクを高める要因と共通しています。全員がそうだとはいいませんが、便秘しやすい人は心臓病を発症しやすい人でもあるのです。

少なくとも便秘を解消するために普段から食事に気をつけたり、適度な運動をしたりすることは血圧の上昇を防ぐだけでなく、心臓病の発症リスクを高める疾患のある人にとっても間違いなく良いことだと思います。

近年は腸内細菌にも注目が集まっていて、腸内細菌のバランスの乱れがさまざまな病気の元になるといわれています。便秘は腸内細菌が乱れていることを表す一つの兆候です。

便秘で慢性炎症が起こりやすくなるといった直接的な報告はないものの、腸内細菌の乱れがさまざまなところへ悪影響を及ぼす可能性は多分にあると考えられます。

トイレでいきんで心臓に余計な負担を掛けないため、そして腸内環境を整えて血管や内臓を健やかに保つためにも、便秘にならない生活習慣を心掛けることが肝心です。

心臓の老化を防ぐ生活習慣⑥

睡眠のリズムを整える

睡眠に関する諸問題が、脳卒中や心疾患、あるいはそれらの危険因子となる高血圧や糖尿病発症の要因となり得ることは多くの観察研究によって明らかになっています。ですから、睡眠を整えることは心臓を長もちさせるためにも大切なことです。

睡眠の問題がどのように血管や心臓に負担を掛けるのかは、まだ十分に解明されていません。ここでは現時点で分かっていることを中心に、最低限気をつけたい睡眠のポイントを挙げています。

まず1つ目は睡眠時間をきちんと確保することです。睡眠時間は昔からいわれているとおり6～7時間くらいが妥当と考えられています。

睡眠不足は血圧を上昇させたり、糖の代謝に異常をきたしたり、炎症を引き起こしたりすることに関係するといわれ、心血管疾患のリスクを高める可能性があります。

時間の長さとともにぐっすりと快適に眠ることができたかどうかといった、睡眠の質なども考慮する必要がありますが、まずは6～7時間の睡眠時間を確保するよう心掛けることが大切です。

2つ目は体内時計のリズムに合わせ規則正しい睡眠をとることです。実はこれが心臓の規則正しい動きを保つために最も重要なことです。

私たちの体には時間のリズムを刻む体内時計というメカニズムがあります。朝起きて日の光を浴び、朝食を食べることでリセットされ、概日リズム（24・5時間周期）に合わせてホルモンが分泌されるだけでなく自律神経が働いて血圧や脈拍や体温が調節されています。朝食を食べなかったり、夜寝るべき時間になっても寝なかったりすると体内時計に狂いが生じ、概日リズムが乱れて血圧や脈拍をはじめとする生体リズムに異常をきたしてしまうのです。

血圧のリズムが乱れると、本来血圧を上げて臓器に血液を送らなければならないときに血圧が上がらない、または臓器が休んでいるときに血圧が上がって多くの血流を送り続けるといったことが起こってきます。そうした状態が続くと心臓に限らずあらゆる臓器にダメージが及んでさまざまな病気の発症につながっていきます。

事実、シフト勤務で夜間に働くことが続くなどして体内時計のリズムが乱れている人は、血圧が高くなっているという報告もあります。血圧が高くなり血管が障害されると、虚血性心疾患（狭心症や心筋梗塞など）の発症リスクが高まります。体内時計のリズムが乱れて血圧や脈拍のリズムに異常が起こると、不整脈も起こりやすくなります。

心臓の健康を守るためには、朝が来たら起きて、夜になったら眠るという、人間本来の体内時計のリズムに合わせた睡眠のとり方が理想です。

3つ目は、睡眠時無呼吸症候群の改善です。睡眠時無呼吸症候群は睡眠中に10秒以上呼吸が止まる病気です。呼吸が止まって低酸素症や低呼吸になると、交感神経が優位になります。交感神経は活動時に働く神経で、優位になると心拍数や心拍出量が上がり血圧も上がります。

また、睡眠時無呼吸症候群では大きい呼吸と無呼吸を繰り返すのが特徴です。大きい呼吸をしているときには胸郭が広がって心臓に血液が戻りやすい状態になります。血液がたくさん戻ってくると、その分送り出す血液量も増えます。そのため心拍出量が増えてやはり血圧が上がります。

こうして血圧の高い状態が続くと心臓や血管への負荷が増大していきます。睡眠時無呼吸症候群を治療しておくことも、心臓の老化を遅らせる大切な要素です。

心臓の老化を防ぐ生活習慣⑦

アルコールは適量に

お酒をよく飲む人にとってはアルコールが心臓に与える影響も気になるところです。厚生労働省　eヘルスネット「アルコールと循環器疾患」（2022年）によると、男性で約2ドリンク、女性で約1ドリンク（1ドリンク＝10gのアルコール量）の飲酒であれば心臓関連死のリスクが20％減ると報告されています。

しかし、お酒を飲む人なら実感があると思いますが、アルコールを摂取するとどうしても眠りが浅くなって睡眠の質が落ちてしまいます。

また、食事の面でもお酒を飲みながらつまみを食べることで、塩分や糖質・脂質の摂取量が多くなりがちです。なかでもお酒を毎日飲むような人は、お酒の食欲増進作用とアルコール飲料に含まれるカロリーによってエネルギー過剰になっている場合が多いものです。エネルギー過剰な状態でアルコールを摂取すると、肝臓での代謝状態が変化して脂肪の代謝が抑制されたり、アルコールを代謝する過程で産生される酢酸が末梢組織での脂肪の分解を抑制したりするため、内臓脂肪の蓄積につながる恐れがあります。

不整脈の代表疾患である心房細動は、お酒を飲んだ翌朝に起こりやすいといわれています。これはアルコールを摂取して数時間経過すると、心筋細胞の電気を通す性質に変化が生じ、心臓が興奮しやすい性質になることが原因ではないかと考えられています。ある研究では、アルコールを摂取して5～6時間後に心筋細胞の電気を通す性質が変化することが、動物実験で確認できています。

不整脈は加齢とともに起こりやすくなり、誰もが発症する可能性のある病気です。発症リスクを高めないよう、すでに不整脈のある人はそれ以上悪化させないようにアルコールは適量を心掛けるべきです。

心臓の老化を防ぐ生活習慣⑧

ストレスをため込まない

心臓病に限らず多くの病気に影響するものとして、ストレスを解消することの大切さがよく指摘されています。しかし実際のところ、病気とストレスの因果関係を明確に示すのは容易なことではありません。

例えば循環器疾患では、うつ病もしくは抑うつ状態との関連を示す報告が多くあり、ほとんどはそれらが循環器疾患のリスクを上げると結論づけています。しかしうつ状態の人は睡眠障害、喫煙習慣、常習飲酒歴、過食や拒食といった摂食障害などを併せ持っているケースが多く、心的ストレスだけというより複合的な要因が心血管系に影響を与えていることが考えられます。精神面の負荷がどれだけ心臓に直接的に影響しているかを測ることは、なかなか難しいのが現状です。

ただし普段から臨床現場で患者さんを診ている循環器の医師たちは、ストレスが心臓に負荷を掛けていることを肌感覚で実感しています。不整脈をもっている人で、友達といるときはほとんど動悸を感じないのに夜一人になって不安になると動悸がするというケースは珍しくありません。仕事で大きなストレスを抱えている人が、ウィークデーと週末では血圧の値が全然違っていることもあります。

家族の死や大地震などの災害によって大きなストレスを受けたときは、それまでまったく心臓に疾患がなかった人が急に心不全になるという、たこつぼ心筋症や不整脈、虚血性心疾患を起こすことがあることも知られています。

はっきりとしたメカニズムは分かっていませんが、これらの現象にはおそらく自律神経が関係していると推測されます。自律神経は血圧を調節している以外にペースメーカー細胞の拍動もコントロールしています。ストレスがあると交感神経が過度に緊張した状態が続き、自律神経のバランスが乱れていきます。そのことによって血圧や脈に乱れが生じ、心臓疾患につながっていくのではないかと考えられるのです。

自律神経のバランスが崩れやすい更年期の女性も精神的に不安定になることが多く、血圧の問題や不整脈をはじめ、循環器疾患が起こりやすい時期といわれています。

いずれにしてもストレスをためないことが心臓に優しいことは間違いありません。だからといってストレス発散のためにお酒を飲んだり、たばこを吸ったり、甘い物を食べたりするのは本末転倒です。できれば体を動かすなど健康的な発散法を心掛けることが重要になってきます。

私は診察時に患者さんの顔色なども診て、夜眠れていないなどあまりに強いストレスを抱えている人には会社の許可が受けられるよう診断書を書き、少し仕事を休んではどうかとアドバイスすることもあります。

心臓の老化を防ぐ生活習慣⑨

適度に運動する

健康づくりの面で食生活とともに運動が大切なことは誰もが理解していることと思いま

す。人の体は使わないと弱っていく一方です。特に筋肉は動かさないとどんどん萎縮し、筋力が低下してしまいます。骨格筋の低下は体の動きだけでなく心臓にも影響します。

心臓から送り出された血液は体の隅々に栄養素と酸素を届け、二酸化炭素と老廃物を回収して再び心臓に戻ってきます。心臓は収縮と弛緩を繰り返してポンプのように働き、この血液循環を担っています。

そして体の中には心臓以外にもう一つ、血液の循環を助けているポンプがあります。それが骨格筋です。心臓より下にある臓器や足のつま先まで流れた血液は重力に逆らって心臓に戻ってこなくてはなりません。そのとき重要な役割をするのが筋肉です。筋肉がポンプとなって心臓に血液が戻るのを補助しているのです。

心臓の機能が低下している人や筋力の落ちた高齢者に足のむくみが見られるのは、ポンプの働きが不十分なために、血液が心臓に戻れず下半身にたまってしまうことが一因です。心臓と筋肉の2つのポンプがしっかり働くことで、私たちの体の血液循環は維持されています。

歩数と生活習慣病による死亡者数（人口10万人当たり）の関係

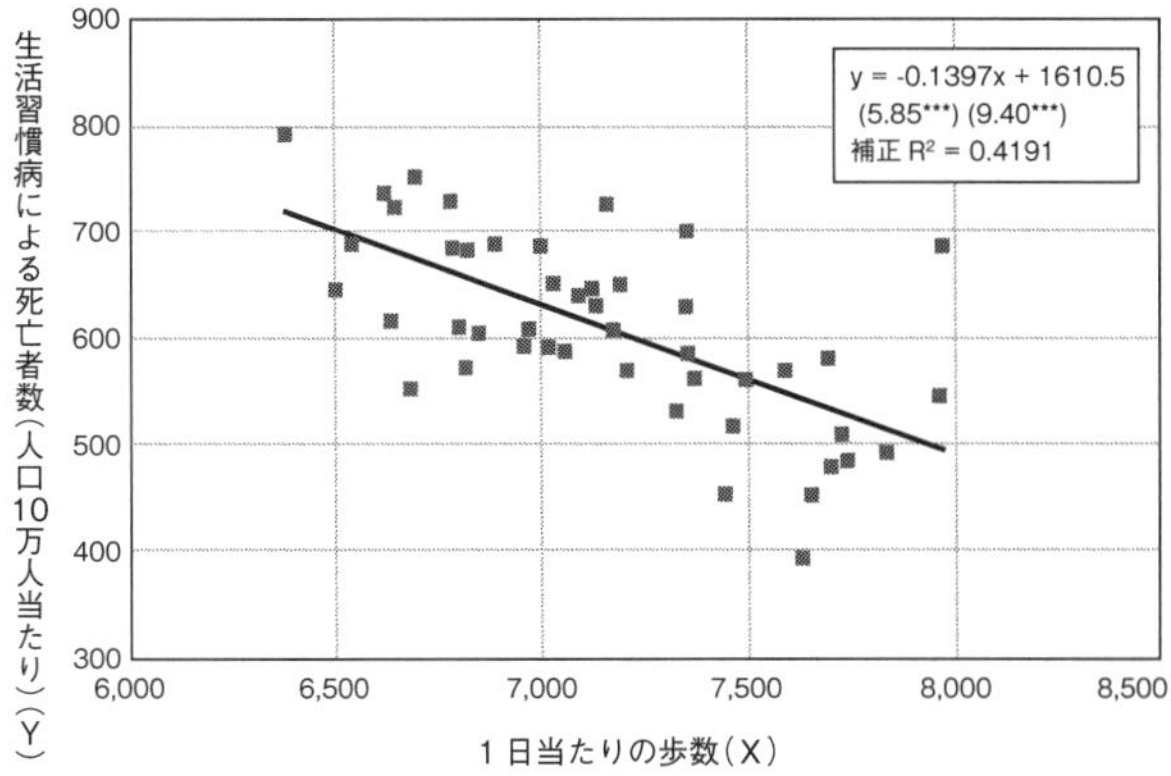

（注）回帰式の（　）内のt値を、*** は1% 水準で有意であることを表す。

出典：厚生労働省「平成26年版厚生労働白書」

心臓のポンプの働きを助ける筋肉を落とさないために重要になるのが、適度な運動です。運動と健康に関しては日本中で観察研究が行われており、群馬県中之条町で20年にわたり行われた研究では、1日8000歩（20分の早歩きを含む）歩いている人は生活習慣病の発症リスクが低いと報告されています。ほかの地域でも同じような報告が多く、なかには1日8000歩歩いている人は1日4000歩以下の人に比べて死亡率が約50%低いという研究結果も出ています。

運動不足は心臓病の大きなリスクになるといわれています。運動不足の人が心臓病を発症するリスクはたばこを吸う人と同じくらいだという研究者もいるほど体を動かさないことは危険だということです。

ところで以前は、運動すればするほどいいといわれていたのが、近年になって、運動をやり過ぎている人はかえって死亡率が高いという疫学研究の結果が出てきました。

これは過度な運動が体に悪影響を及ぼすというのではなく、エネルギー摂取との関係によるところが大きいようです。運動を一生懸命やっている人は体重が増えることを気にする傾向が強く、十分な栄養をとらずに運動していることがあるそうです。そうすると体に必要な脂肪や筋肉までエネルギーとして消費されてしまうため、ひざや腰を痛めたり、筋肉による血液循環のサポートが受けられず心臓に負担が掛かったりして、結果的に寿命を縮めてしまっている可能性があるというのです。

もちろん負荷が強過ぎる運動は心臓にとってストレスとなるので、自分に合った負荷で運動することは重要です。一人ひとりの個人差はありますが、目安として安静時の心拍数×1・2～1・3倍くらいの負荷が適当といわれています。

同時に、運動に見合ったエネルギーをしっかり摂取することにも配慮する必要があります。

心臓の老化を防ぐ生活習慣⑩

高齢者はやせ過ぎに注意

国立研究開発法人 国立がん研究センター「科学的根拠に基づくがんリスク評価とがん予防ガイドライン提言に関する研究」では、ＢＭＩ30以上の太り過ぎはもちろんのこと、ＢＭＩ19未満のやせ過ぎでも循環器疾患のリスクが増加することが発表されています。しかも、太り過ぎのところには、53歳未満という注釈がついています。53歳以上ではＢＭＩが高いことが循環器疾患のリスクを高める要因にはならないということです。

「腹八分目に医者いらず」とは、昔からよく言われることわざです。以来、腹八分目は長寿の秘訣《ひけつ》とされてきました。２００９年にはアメリカ・ウィスコンシン大学のグループがアカゲザルを用いた研究で、エネルギー制限食の長寿効果を発表しています。ところが、

２０１２年にアメリカの国立老化研究所が同様の実験をしたところ、長寿効果は再現できませんでした。後に両グループはその結果を解析し、違いはエネルギー制限食の開始時期（年齢）にあったことを発表しました。

ウィスコンシン大学は成人期に、国立老化研究所は小児期・高齢期にもエネルギー制限食を実施していたのです。このことは、成人期のエネルギー制限は肥満やメタボリックシンドローム（内臓脂肪症候群）対策に有効であるが、成長期や高齢期のエネルギー制限はかえって寿命に悪影響を及ぼす可能性があることを示しています。高齢者にとって腹八分目の食事は、決して長寿の秘訣ではないということです。

さらに私は、日本人の心不全患者の予後（病気の見通し）に影響するものは何かについて、不整脈があるかないか、血圧が低いか高いか、糖尿病があるかないかといった因子より、やせ過ぎによる筋肉量の減少と日常生活動作の機能低下が圧倒的に強いリスクになると考えています。

高齢者の日常生活動作の機能低下には、普段の食事の摂取カロリーが足りていないことが大きく関わっています。本人はバランスよくしっかり食べているつもりでも、実際に食べている内容を見るとタンパク質が極端に少なかったり、カロリーがまったく足りていなかったりすることがよくあります。それによって筋肉量が低下し日常生活の動作が困難になっていくのです。

心臓のポンプ機能を補助する筋肉量が低下すると、血液循環が悪くなり心臓にも負担が掛かります。筋肉量が少ないと貯蓄されているエネルギーの量が少ないため、疲労なども起こりやすくなります。しっかり栄養をとって運動すれば筋肉をつけることは可能ですが、高齢者の場合は若い頃のように簡単なことではありません。だからこそ、高齢者が心臓の機能を衰えさせないためには栄養管理が重要で、やせ過ぎて筋肉量が落ちないよう注意する必要があります。

心臓病はケアすれば予防が可能

心臓の老化を完全に防ぐことは不可能ですが、老化の進行を遅らせることは可能です。特に循環器系疾患の多くは、日頃の生活習慣に気をつけることで防げる可能性が高いのです。

新型コロナウイルスの感染拡大以降、近年は人との接触を少なくするためにあまり外を出歩かないなどの新しい生活様式が健康に影響を及ぼしている可能性が高いことも分かってきました。２０２１年11月に実施された日本生活習慣病予防協会「新型コロナウイルス感染拡大の陰で起きている体調変化や生活習慣に関する最新調査」によれば、コロナ禍で４人に１人が体重の増加を実感し、高血圧・糖尿病・脂質異常症などの生活習慣病と診断された人も増加したとのことでした。

原因として、食事の節制ができなくなり間食やインスタント食品の摂取が増えたことや、適度な運動やストレスの管理ができなくなったこと、十分な睡眠がとれなくなったことなどが報告されています。

それほど生活習慣は私たちの体に大きな影響を及ぼすということです。逆にいえば、生活習慣に気をつけることで病気は予防できるのです。

心臓の老化をいかに遅らせ、長もちさせられるかは、普段の生活でのそれぞれの取り組みに掛かっています。

第3章

最強心臓メソッド① 栄養療法

正しく栄養をとることが心臓の健康を保つ

心臓を長もちさせるには栄養管理が不可欠

私は栄養療法・運動療法・薬物療法の3本柱で成り立つ「最強心臓メソッド」を提唱しています。

循環器疾患の背景には、高血圧、糖尿病、脂質異常症などの生活習慣病が関係していることが多く、高齢者では低栄養が活動度を低下させ心不全を悪化させる要因になることが指摘されています。これらを総合し誤解を恐れずにいうならば、循環器疾患は栄養の問題であるといえるのです。

私は循環器の専門医の立場からこの事実に直面し、心臓を長もちさせるには栄養管理が不可欠であるとの考えに至りました。そこで私のクリニックでは最強心臓メソッドの第1の柱として栄養療法に力を入れ、専任の管理栄養士が栄養指導にあたっています。

栄養療法の基本は、一日3食規則正しく、主食・主菜・副菜の3品をそろえることを意識して栄養バランスを整えることです。

主食はエネルギー源となる炭水化物をとるためのものです。ごはん、パン、麺類がそれにあたります。

主菜は筋肉・血液をつくり、骨を強くするタンパク質をとるためのものです。タンパク質は肉、魚、卵、大豆加工品（豆腐、厚揚げ、納豆など）、乳製品（チーズ、ヨーグルトなど）に多く含まれます。

副菜は体の調子を整えるビタミン・ミネラル・食物繊維をとるためのものです。野菜、きのこ、海藻類、果物などに豊富です。

バランスのいい食事が体にいいことは分かっているもののなかなか実行できないという人には、栄養バランスランチョンマットという考え方を提案しています。1枚のランチョンマットがあると仮定して、中央に主菜、左下に主食、右下に副菜を置きます。主菜は肉、魚、卵、大豆加工品、乳製品のなかから、朝食と昼食はそれぞれ1つ、夕食では2つ選びます。主食はごはん、パン、麺類のなかから毎食1つを選びます。副菜は野菜、きの

栄養バランスランチョンマット

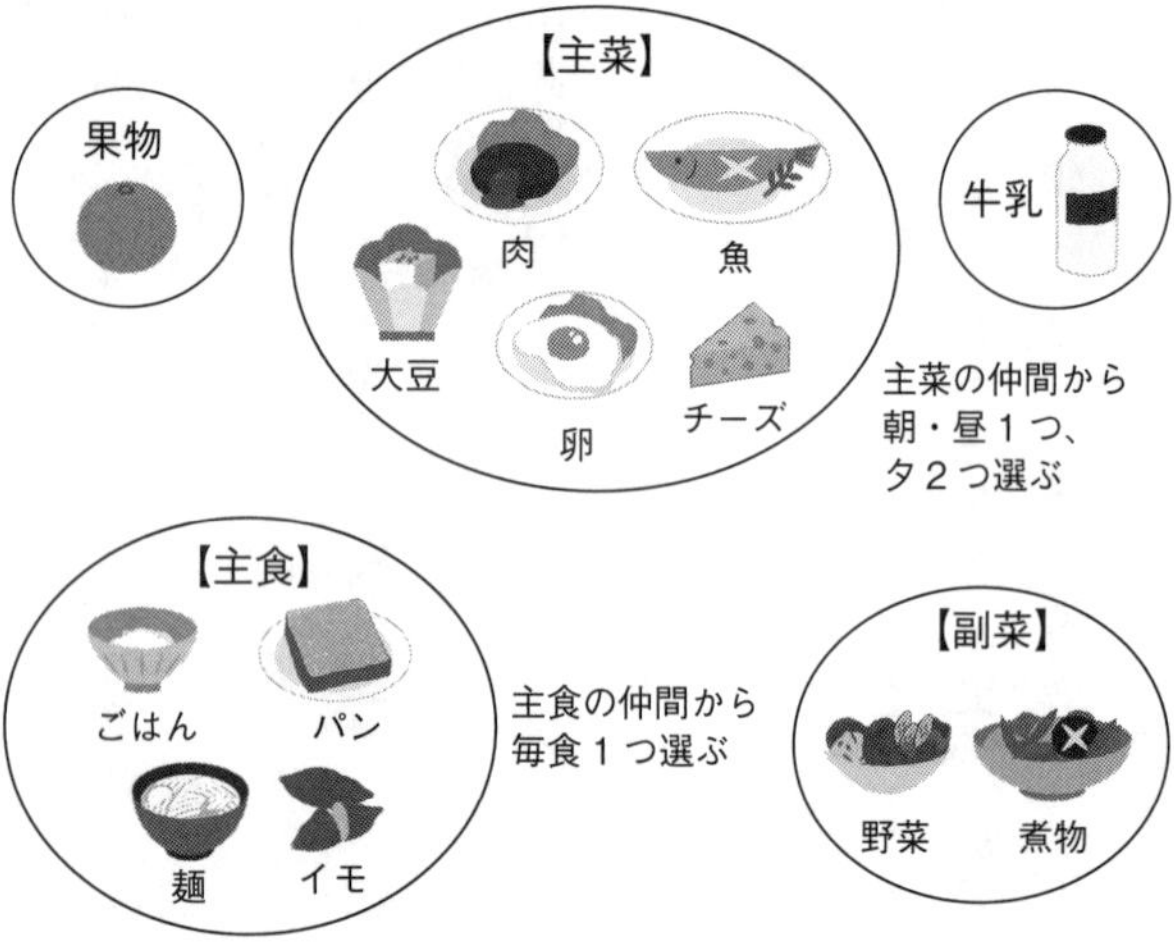

出典：厚生労働省「食事バランスガイドについて」

こ、海藻類や煮物などのなかから朝食は1つ、昼食と夕食はそれぞれ2つ選びます。そしてあいたスペースに果物や牛乳を置き、一日のうちで好きな時間に食べるとしたものです。

　実際にランチョンマットを敷いて実践するとイメージしやすいと思います。毎食このルールに従って献立を構成すれば、難しく考えなくても自然に栄養バランスが整います。

　調理に時間をかけられない場合も、今はコンビニエンスストアで多くのものが手に入ります。そのときもおにぎり＋メインのおかず＋野菜のおかずといった具合に主食・主菜・副菜の3品を意識して購入すれば、手軽にバランスのいい献立をつくることが可能です。

毎食3品そろえるのが大変なら、朝食や昼食には少ない品数で主食・主菜・副菜をまとめてとることができるメニューも勧めています。例えば朝食に卵かけごはんと野菜たっぷりのみそ汁を食べれば、それだけで炭水化物（ごはん）、タンパク質（卵）、ビタミン・ミネラル（野菜）が摂取できます。昼食には肉や野菜が入った焼きそばなどもよいです。

栄養バランスのほかには、適正体重を維持するための摂取エネルギー量を確保することが必要です。『日本循環器学会／日本心臓リハビリテーション学会合同ガイドライン2021年改訂版』によると、1日に必要なエネルギー量は

1日に必要なエネルギー量（キロカロリー）＝理想体重（kg）×身体活動量の式で計算します。

理想体重はBMI（41ページ参照）が22になることを基本とし、身長（メートル）×身

長（メートル）×22で算出します。

身体活動量は、軽い仕事（デスクワーク中心、主婦）の人で25〜30、中等度の仕事（立ち仕事や外回りが多い職業）の人で30〜35、重い仕事（力仕事の多い職業）の人で35〜40を目安にします。

理想体重が60kgで、デスクワーク中心の人であれば1日に必要なエネルギー量は1500キロカロリーです。


以上が栄養療法の基本です。ただ、厳密には太っているかやせているか、年齢や体力の衰え具合、病気の有無などによってベストな食事は一人ひとり異なります。クリニックで患者さんに栄養指導をする際はバランスよく食べることや1日に必要なエネルギー量を確保することを基本としつつ、その人の筋肉量や塩分制限の必要性なども考慮しながら一人ひとりに合った献立を提案しています。

血圧に影響する塩分は無理なく上手に控える

循環器疾患の栄養療法で大切なのは背景にある高血圧、糖尿病、脂質異常症を予防または悪化させない食事のとり方です。

塩分の適正摂取量は1日あたり6～7gとされています。日本人の塩分の平均摂取量は1日10～12gといわれ、全体的に見ればとり過ぎの傾向にあります。

そうはいっても自分がどのくらい塩分を摂取しているのか、6～7gの塩分とはどのくらいなのか、把握している人は少ないのではないかと思います。状態を把握するために次のような「塩分チェックシート」でも確認することができます。

〈塩分チェックシート〉

①みそ汁やスープを食べる頻度はどれくらいですか？

1日2杯以上…3点、1日1杯…2点、週2〜3回…1点、あまり食べない…0点

②漬け物、梅干しなどを食べる頻度はどれくらいですか？

1日2回以上…3点、1日1回くらい…2点、週2〜3回…1点、
あまり食べない…0点

③アジの開き、みりん干し、塩鮭などを食べる頻度はどれくらいですか？

よく食べる…2点、週2〜3回…1点、あまり食べない…0点

④うどん、ラーメンなどの麺類を食べる頻度はどれくらいですか？

ほぼ毎日…3点、週2〜3回…2点、週1回以下…1点、食べない…0点

⑤しょうゆやソースなどをかける頻度はどれくらいですか？

毎日かける…3点、ほぼ毎日…2点、時々かける…1点、
ほとんどかけない…0点

⑥家庭の味つけは外食と比べて濃いですか？

濃い…3点、同じ…2点、薄い…0点

⑦食事の量は多いと思いますか？

人より多め…3点、普通…1点、人より少なめ…0点

⑧麺類の汁を飲みますか？
すべて飲む…3点、半分くらい飲む…2点、少し飲む…1点、ほとんど飲まない…0点

⑨昼食で外食やコンビニ弁当などを利用する頻度はどれくらいですか？
ほぼ毎日…3点、週3回くらい…2点、週1回くらい…1点、利用しない…0点

⑩夕食で外食や惣菜などを利用する頻度はどれくらいですか？
ほぼ毎日…3回、週3回くらい…2点、週1回くらい…1点、利用しない…0点

⑪ちくわ、かまぼこなどの練り製品を食べる頻度はどれくらいですか？
よく食べる…2点、週2～3回…1点、あまり食べない…0点

⑫ハムやソーセージを食べる頻度はどれくらいですか？
よく食べる…2点、週2～3回…1点、あまり食べない…0点

⑬せんべい、おかき、ポテトチップスなどを食べる頻度はどれくらいですか？
よく食べる…2点、週2～3回…1点、あまり食べない…0点

合計点数0～8点の人の塩分摂取量は1日平均7～8g、もしくはそれ以下と推定されます。9～13点の人の塩分摂取量は1日平均10～12g、14点以上の人の塩分摂取量は1日平均12g以上です。

9点以上だった人は、例えばハムやソーセージをよく食べているなら週2～3回に減らしてみる、麺類のスープをすべて飲んでいるなら少しだけにしてみるなど注意すればいいと思います。それだけでも塩分摂取量を減らすことができます。また、日頃からよく口にする食品に多くの塩分が含まれていることもあるので、事前に知識として知っておくことが重要です。

外食メニューでいうと、しょうゆラーメン（5・7g）、かけうどん（5g）、寿司（10貫で3・7g）、ミートソーススパゲッティ（3・6g）、カレーライス（3・3g）などが挙げられます。

家庭で食べる食品で塩分含有量が多いのは、たくあん（2切れで0・9g）、白菜キムチ（30gで0・7g）、昆布の佃煮（10gで0・7g）、塩鮭（80gで1・4g）、アジの開き干し（可食部80gで1・4g）、食パン（6枚切り1枚で0・8g）、プロセスチーズ（20gで0・6g）、ちくわ（30gで0・6g）、ウインナー（15gで0・3g）、即席みそ汁（2g）などです。

毎朝食パンを食べているなら1週間のうち半分はごはんにしてみようとか、塩分を抑える工夫ができるようになります。

味つけは薄味を心掛けることが基本です。慣れ親しんだ味を急に薄味にするのが難しいなら汁物は1日1杯まで、漬け物は1食のみというようにルールを決めて取り組んでみればいいと思います。

酢やレモンで酸味をきかせたり、ユズやショウガなど香りのある食材で風味をつけたり、カツオ節などでうまみを足したりすると、塩分を減らしても物足りなさを感じることなくおいしく食べることができます。また、しょうゆはかけるのではなく、つけるくらいの感覚を心掛けるといいです。

野菜や果物には体内のナトリウムを排出する働きがあるので、野菜や果物をたっぷりとることも塩分のとり過ぎ対策に有効です。できるだけ毎食何かしらの野菜料理をとることを心掛けるといいと思います。ゆでた青菜やブロッコリー、トマトなど、すぐに食べられるものを常備しておくと便利です。

心筋梗塞や狭心症など心臓疾患のある人は、もう少しシビアな塩分制限が必要になります。心臓疾患によって心臓のポンプの働きが低下していると、心拍出量が減り、ほかの臓器に供給される血液の量が少なくなります。腎臓への血液供給が減ると、腎臓は体の中に塩分や水分が足りていないと判断し、それらを蓄えようと働きます。その結果、同じ塩分量を摂取したとしても、健康な人ならきちんと排泄できるはずが、心臓のポンプ機能が低下して腎臓への血液供給が減っている人は塩分が体内にとどまってしまうことになるのです。すると、血圧が上がり心臓への負担となって、さらに心臓のポンプ機能が低下していくという悪循環を招きます。心臓疾患のある人の塩分の適正摂取量は、1日あたり5gとされています。

ただし、高齢者はその限りではありません。食事量の少ない高齢者の場合、塩分含有量の多いものを食べていたとしても結局1日の塩分の総量は適正摂取量をオーバーしていないケースが多いことが分かっています。塩分を制限することで食事が味けなく感じて食欲が落ちたり、食べる量が減ってしまったりしても心臓にはかえって悪影響です。

また、むくみが出やすい人や血圧の変動が頻繁に見られるような人は塩分摂取量をチェックして多ければ制限する必要がありますが、血圧が安定し体重の増減もないような ら、高齢者は塩分を制限する必要はないと考えられます。

心臓に負担を掛けない安全な糖質のとり方

糖質はとり過ぎるとエネルギー過多となり、血管の中に炎症を起こして血管を詰まらせる要因をつくるほか、糖化によってタンパク質を劣化させることでも心臓をはじめとする各臓器にダメージを与えます。

昨今は糖質制限に注目が集まり、糖質が悪者扱いされがちです。しかし、本来、糖質（＝炭水化物）は体のエネルギー源として必要なものです。問題は糖質をとることではなく、過剰にとること、さらにそのとり方にあります。

糖質を安全にとるために理解しておきたいのが、ＧＩ値です。ＧＩ値とはGlycemic Index（グリセミック・インデックス）値の略で、血糖値の上がりやすさを示す指標のことです。ＧＩ値の高い食品を食べると血糖値が急上昇し、ＧＩ値の低い食品を食べたときのほうが血糖値は緩やかに上昇します。糖質を安全にとるには、なるべくＧＩ値の低い食品を選んで食べるのが理想です。

例えば、白米を食べるより玄米や雑穀を食べたほうが、血糖値の上昇は緩やかになります。野菜は比較的ＧＩ値の低いものが多いのですが、イモ類は血糖値を急上昇させやすいので注意が必要です。

主な食品のＧＩ値は80ページの表のとおりです。

糖質を安全にとるためには、食べ方も工夫するとよいと思います。血糖値の上昇を緩やかにする食べ方としては野菜を先に食べて炭水化物はあとで食べるベジファーストが挙げられます。

野菜などに多く含まれる食物繊維には、糖質の消化・吸収速度を遅らせる作用があります。野菜の食物繊維を先に体に入れることで、糖質の消化・吸収を緩やかにして、血糖値の急上昇を防ぐことができるのです。

食べるものや食べる量、食べ方に気をつけることで心血管疾患のリスクを低減させることができます。

各食品(100 gあたり)のGI値

穀物	
精白米	84~88
玄米	55~58
麦	65
発芽玄米	54
パン類	
クロワッサン	67~68
食パン	91
全粒粉パン	50~69
ライ麦パン	58~65
ベーグル	72~75
フランスパン	93~95
麺類	
うどん	80~85
そば	54~59
ラーメン	60~73
スパゲッティ	41~65
マカロニ	45~71
そうめん	68
春雨	32
野菜	
ジャガイモ	85~90
サツマイモ	54~55
里芋	64
ニンジン	71~80
カボチャ	65~75
大豆	18
インゲン豆	27
大根	26
ピーマン	26
トウモロコシ	55~70
ニンニク	49
ゴボウ	45
タマネギ	30
ブロッコリー	25
セロリ	24
トマト	30

果物	
リンゴ	36
バナナ	53~55
オレンジ	31~43
スイカ	60~72
グレープフルーツ	25~31
肉類	
生肉類はほとんどが 45~50	
魚介類	
魚介類は素材状態で 40~50 の範囲	
加工品	
厚揚げ	46
油揚げ	43
ウインナー	46
おから	35
かまぼこ	51
がんもどき	52
きな粉	34
納豆	33
生ハム	46
ちくわ	55
豆腐	42
豆乳	23
ベーコン	49
乳製品	
牛乳	25
無脂肪乳	25
プロセスチーズ	31
クリームチーズ	33
カマンベール	31
バター	30
マーガリン	31
卵類	
鶏卵（生）	30
ゆで卵	30

※『サプリメントを活用して、賢くやせる（監修／杉浦克己）（スキージャーナル刊)』より抜粋
※実際に100 g程度食事でとる食材をセレクトしています。
※測定値によってこの数値にはバラつきが生じるので、おおよその目安とします。

悪玉コレステロールは卵より飽和脂肪酸に注意

心臓の老化を防ぐ食事のポイントは塩分・糖質・脂質をとり過ぎないことですが、脂質に関してはＬＤＬコレステロール（いわゆる悪玉コレステロール）を増やさないことがポイントになります。ＬＤＬコレステロールとは、肝臓でつくられたコレステロールを全身に運ぶものです。酸化されたＬＤＬコレステロールが血管に炎症を起こし、動脈硬化などの原因になって心臓に悪さをする恐れがあるからです。

コレステロールの多い食品というと、まず思い浮かぶのが卵です。以前はよく、卵を食べ過ぎるとコレステロール値が上がるといわれマヨネーズもコレステロールの少ない商品が勧められていました。しかし実際にコレステロールの多い食品を食べてもそのままコレステロールとして体に吸収されるわけではありません。コレステロールは体に入ると分解され、中性脂肪として吸収されたあと肝臓で再合成されます。肝臓で再合成されるコレステロールの量が体内のＬＤＬコレステロールの量に影響するのです。

ですから、卵を１個食べたときと４個食べたときで血中コレステロール値が変わることはありません。血中コレステロール値を上げないためには肝臓でのコレステロールの再合成をいかに防ぐかが重要になります。


肝臓に刺激を与えてコレステロールの合成を促進するものの一つは飽和脂肪酸です。飽和脂肪酸は常温で固体の油のことで肉や魚の脂、バターなどです。加えて、水素を添加した油脂でつくられるマーガリンやショートニングも、肝臓でのコレステロールの合成を促進します。

体内にＬＤＬコレステロールを増やさないためには、これらの油をとり過ぎないよう注意すべきです。マーガリンやショートニングは、菓子パンや市販のクッキーなどによく使われています。朝食を菓子パンで済ませている人、間食に菓子パンやクッキーなどをよく食べる人は間食をやめるだけでもコレステロール値は下がります。

油以外では、アルコールも肝臓でのコレステロールの合成を促進し、体内にＬＤＬコレステロールを増やす因子になります。やせているのにＬＤＬコレステロール値が高い男性は、酒飲みであることが多いものです。遺伝的にＬＤＬコレステロール値が高い人もいるので一概にはいえませんが、飲酒量が多くてＬＤＬコレステロール値が高い場合、アルコールが要因になっている可能性が考えられます。

アルコールはコレステロール以外の面でも心臓に良くないので、いずれにしてもお酒の飲み過ぎには注意すべきです。

太り過ぎの人が気をつけるべきこと

心臓をいたわるために塩分・糖質・コレステロールのとり過ぎに気をつけることは大前提として、太り過ぎの人は減量も心掛けたほうがよいと思います。

そもそも太り過ぎの人は1日に必要なエネルギー量を上回っているわけですから、摂取カロリーを減らさなくてはいけません。具体的にどのように減らしていけばよいのかを考えることが肝心です。

減量は緩やかに、長期的に取り組むことが基本です。体重１００kgの人が５kg減量するとしたら、１カ月に1kgのペースで5カ月かけて落とします。

１kg減量するには、８００gの脂肪をエネルギーとして消費する必要があります。脂肪1g＝９キロカロリーですから、８００gということは７２００キロカロリー分です。つまり1カ月で摂取カロリーを７２００キロカロリー減らせば、体重が1kg減るということです。1日あたりに換算すると、７２００キロカロリー÷30日で２４０キロカロリーずつ減らす計算になります。

２４０キロカロリーはごはん１５０g程度です（ごはん50g＝約80キロカロリー）。３食毎回50gずつごはんを減らせば達成できます。

ごはんに限らず、おかずとなる主食の選び方でも摂取カロリーは減らせます。同じ鶏肉を食べるにしてもチキンカツなら２９４キロカロリーで、照り焼きにすれば１５５キロカロリーです。魚の場合もアジフライが２７０キロカロリーあるのに対し、アジのたたきなら90キロカロリーで済みます。

揚げ物は絶対に食べないなどとストイックになり過ぎると、かえってストレスがたまります。たまには好きなものも食べながら、前の日は揚げ物だったから今日は違う調理法にしよう、とか、おかずを揚げ物にした分今日はごはんの量を少なくしようとか、臨機応変に楽しみながら取り組むのがベストです。

間食も摂取カロリーを増やす要因ではあるものの、一概に悪いとはいえません。働き盛りの壮年期はどうしても夕食の時間が遅くなることが多く、昼食から夕食までの時間が長くあく人はむしろ間食をしたほうがよいともいえます。間食をしてある程度血糖値を上げておくことでインスリンが効きやすい状態になり、夕食後の血糖値が上がりにくくなるからです。

だからといってなんでも食べてもいいとか、どれだけ食べてもいいというわけではありません。過剰なエネルギー摂取はさらなる肥満を招くほか、ＧＩ値の高い食品を食べると血糖値が急上昇するため循環器疾患のリスクは高まります。最も注意すべきはジュース類やケーキ、菓子パンなどの甘い飲食物です。

間食に適しているのは、クッキーのように一口サイズで、よく噛んで食べるタイプの食品です。全粒粉でつくられたものなら、ＧＩ値も低くてより安全です。血糖値が上がりにくいことはもちろん、吸収が緩やかなので胃に停滞しやすく、腹もちも良いです。最近は全粒粉や大豆やナッツを使った食物繊維豊富な菓子、低糖質の菓子なども販売されています。これらを活用して夕食までの空腹を乗り切るのも上手なやり方です。

太っている人は食事をとるタイミングにも気をつける必要があります。まず、朝食はきちんと食べることが重要です。私たちの体内時計に合わせて朝食を食べないと血圧や血糖値の概日リズムが乱れ、必要に応じた上がり下がりができなくなって心臓や血管に負担が掛かります。

肥満があってかつ朝食をあまりとらない人は、相対的に夕食や夜遅くのカロリー摂取が高い傾向にあります。そのことが血圧や血糖値の概日リズムを狂わせるとともに、血糖値がなかなか下がらないことで糖質が体の中に蓄えられ、肥満がますます進んでいくのです。太っている人の朝食抜きは、さまざまな面でデメリットが大きいといえるのです。

同じ理由で夕食をとる時間や夕食の量にも注意する必要があります。血圧や血糖値の概日リズムを整えるために、夜遅い時間の食事は避けるべきです。また、1日の摂取カロリーが同じだとしても、朝食・昼食の配分が多い人より、夕食の配分が多い人のほうが太りやすいことは確かです。

朝食・昼食はしっかり食べて、夕食は食べ過ぎに気をつけながら、少なくとも寝る3時間前までに済ませることが理想的といえます。

アルコールのとり過ぎも、太り過ぎの人は特に気をつけなくてはいけません。

エネルギー過剰な状態でアルコール摂取が行われると、肝臓での代謝状態が変化して、脂肪の代謝が抑制されたり、アルコールを代謝する過程で産生される酢酸が末梢組織での脂肪の分解を抑制したりするため、内臓脂肪の蓄積につながる可能性があります。

内臓脂肪の蓄積は、脂肪細胞から放出されるアディポサイトカインという生理活性物質の分泌異常を促してしまい、慢性炎症を起こしたり、交感神経を興奮させたりすることで循環器疾患のリスクを高めます。

やせ気味の高齢者は筋肉をつくる食事を

高齢者や、やせ気味の人は、塩分やカロリーをあまり気にし過ぎると食事量そのものが減ってしまい、かえって栄養不足に陥る可能性があります。特にＢＭＩ19未満の人、筋肉量が著しく低下している人は注意が必要です。このような人たちが生活習慣病や心臓疾患があるからといって、太っている人と同じような食事制限をしていくことは非常に危険です。

例えば糖尿病は栄養過多になって起こる病気というイメージがあると思います。ところが、やせているのに糖尿病になっている人が実は日本人には意外と多くいます。その人たちは膵臓からのインスリンの分泌が少ないために糖を細胞に取り込むことができず、血中に糖があふれてしまっているのです。

細胞に糖が取り込めないということは、細胞はエネルギー不足の状態です。その状態で食事制限をすると、血糖値は下がっても細胞は栄養不足になる一方で、体はどんどん弱っていってしまいます。それよりも糖を消費する最大の器官である筋肉をつけながら、筋肉の細胞に糖がしっかり入っていくような療法をしていく必要があります。

心臓病の栄養療法でも同じことがいえます。栄養の足りていない人に食事制限をすると、心臓のポンプ機能を助ける働きを担っている筋肉がさらに減少し、心臓への負担が増大します。実際、高齢者は筋肉量の低下が心不全の予後を悪くする最も大きい因子であることが分かっています。

やせている高齢者の場合、最重要課題は食事制限よりも筋肉をつけることです。それには、運動療法が有効です。

筋肉を増やすための栄養療法のポイントは、タンパク質（アミノ酸）をしっかりとることです。『日本循環器学会／日本心臓リハビリテーション学会合同ガイドライン２０２１年改定版』によると、理想体重60kgの人では1日に必要なタンパク質摂取量は72gです。

タンパク質のなかでも、体内で合成することができず食事から摂取不可欠なものを必須アミノ酸といいます。９種類ある必須アミノ酸のうち、ロイシン、イソロイシン、バリンは、筋肉をつくるのにとても重要な役割を果たします。これらは卵、乳製品、肉、魚に多く含まれています。

参考までに、主な食品に含まれるタンパク質量は以下のとおりです。

〈主な食品に含まれるタンパク質量〉

・納豆１パック（50ｇ）…８ｇ
・豆腐１／２丁（１５０ｇ）…10ｇ
・卵１個（50ｇ）…６ｇ
・ヨーグルト１個…３～10ｇ
・豆乳１杯（２００ml）…８ｇ
・牛乳１杯（２００ml）…７ｇ
・ロースハム１枚…３ｇ
・サラダチキン１パック…20～30ｇ
・スライスチーズ１枚…４ｇ
・魚の缶詰１缶…15～30ｇ
・焼き鳥の缶詰１缶…10～15ｇ
・魚肉ソーセージ１本（70ｇ）…８ｇ

高齢になると栄養不足になりがちなのは、食べられる量が減り、1回あたりの食事量が少なくなるからです。そこで私のクリニックではやせている高齢者に対し、朝食・昼食・夕食の3食は抜かずに食べ、1回の食事で不足する栄養素は間食で補うことなどを指導しています。具体的なアドバイスは、タンパク質を多く含む卵、豆腐は1日1品以上摂取すること、牛乳は毎日200ml飲むこと、食欲がないときはごはんを後回しにしておかずを先に食べる、などです。

必要な栄養をきちんととるために、野菜は火を通すなど食べやすくして毎日摂取すること、調理が大変な人は宅配食やコンビニエンスストア、スーパーなどのお惣菜、冷凍食品などを上手に利用することも一案です。

やせている高齢者の栄養療法は筋肉をつくるためのタンパク質摂取がメインですが、外来診療をしていると、タンパク質をとっているはずなのに筋肉がなかなかつかない患者さんが多いことも実感します。そのような場合にもう一つ考えなくてはならないのが、タンパク質を摂取するタイミングです。

タンパク質は腸内の酵素によって分解されてアミノ酸となり、主に小腸で吸収されます。血圧や血糖値を調節しているホルモンの分泌に概日リズムがあるように、腸内でのアミノ酸の吸収にも日内変動があり、活動は朝が活発といわれています。

２０２１年に日本で報告されたタンパク質の摂取時間と筋肉量の関係に関する研究でも、加齢に伴って心身の活力が低下したフレイル（加齢によって体力や気力が弱まっている状態）の人は朝のタンパク質量が有意に低いことが示されています。

タンパク質をとっても筋肉がなかなか増えない人は朝食に卵や納豆を食べることを習慣にすることも一つの方法です。

第4章

最強心臓メソッド② 運動療法

有酸素運動と筋トレで心臓の老化を防ぐ

習慣的な運動が心臓のサポートにつながる

循環器疾患は栄養の問題でもありますが、栄養管理さえしっかりしていれば心臓を長もちさせられるかというとそれだけでは不十分です。私のクリニックでは栄養療法と同じくらい重要なものとして運動療法を位置づけています。

なぜ運動療法が重要かというと、普段から活動量が多い人は体のポンプである筋肉が発達しているため血液循環を助けて心臓の働きをカバーしてくれ、心臓の機能が低下した場合にも元気な状態を維持できる可能性が高くなるからです。

また、活動度の高い人は普段から心拍数が少ない傾向にあるため、交感神経の過剰な興奮が抑えられていると考えられています。シドニーオリンピックの金メダリストの元マラソン選手、高橋尚子さんは安静時の心拍数が40くらいだといわれており、小学校や中学校の健康診断でもスポーツが得意な生徒は心拍数が少ない傾向にあります。

安静時の心拍数が少ないと、運動をして交感神経が優位になっても心拍数が急激に上がることはありません。常に運動している人は心臓への負担を減らして持久力を保持するよう体が順応していくのだと思います。

過度な運動は別として、運動を習慣的に続けることは筋肉を増やし、交感神経の過剰な興奮を抑えて自律神経のバランスを整えるという両面から、心臓の働きを助けることに役立ちます。

さらに付け加えると、運動は全身の血行を促進するため、血管自体をしなやかにする効果もあります。動脈硬化による血流の悪化は、糖質や脂質のとり過ぎで血管が目詰まりする以外に、血管そのものが硬くなることでも起こります。運動をして血管がしなやかになれば血流が良くなり、心臓の負担を減らすことにつながるのです。

田舎生活は寿命を縮める可能性がある

日本は世界トップクラスの長寿国として知られていて、厚生労働省が発表した「令和3年簡易生命表」によると2021年の平均寿命は男性が81・47歳、女性が87・57歳でした。医療の発達がめざましい現代、高齢化は今後ますます進行すると予想されています。そのため、今の若い世代の平均寿命はさらに延びる可能性があります。

現在は「第二の人生」を過ごすうえで、地方に移住する人も増えてきました。自然豊かな環境で過ごす生活に憧れる人も多いのですが、車生活の弊害で歩く機会が減ることは地方生活の懸念点といえます。都会に住んでいる人は電車通勤をしている人がほとんどなので、駅までの道のりくらいは歩いているのではないかと思います。自転車や徒歩通勤をしている人であれば、昔の人に比べて運動量は少ないとはいえ、まだマシなほうです。

いちばんの問題は地方の中核都市です。私のクリニックがある福井県福井市も、ほとんん

移動行動における１日１人あたりの歩行量（歩／人・日）

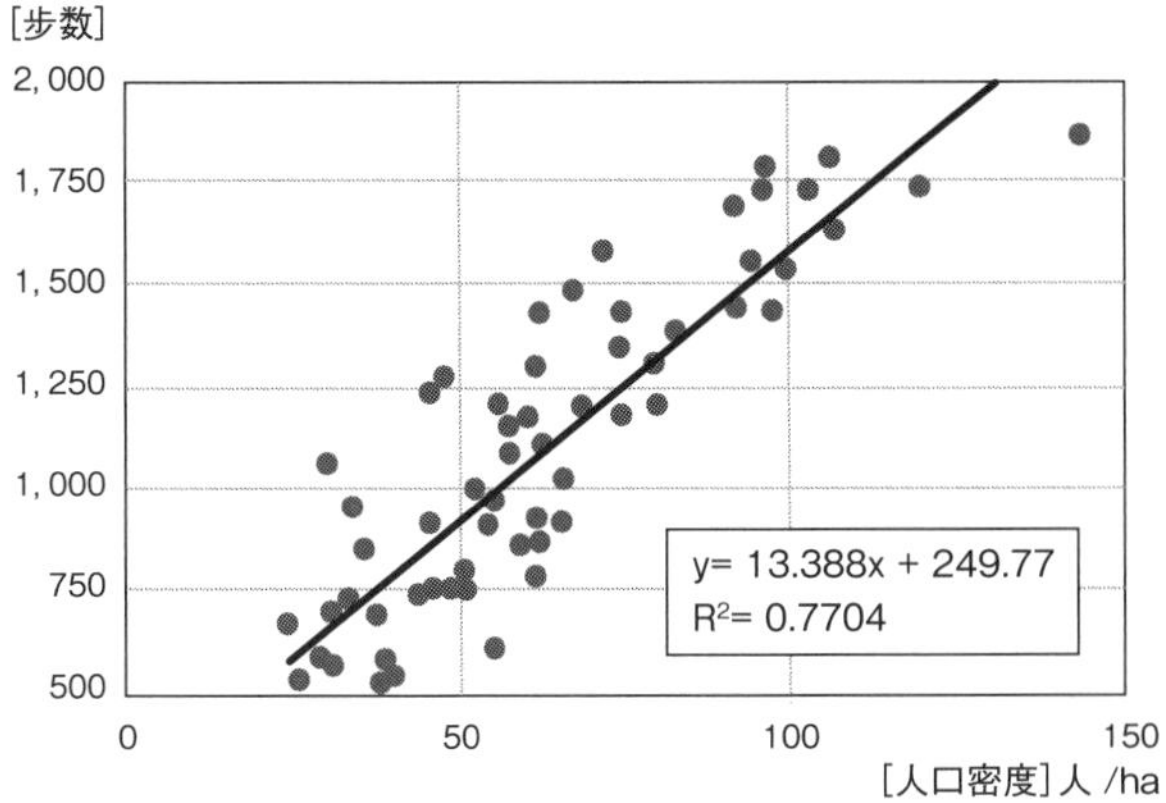

出典：国土交通省「歩行量（歩数）調査のガイドライン」

どの人が車で通勤し買い物など普段の生活も車移動が中心です。1日の歩行数は電車通勤の人に比べ圧倒的に少なく、意識して運動しない限り運動量はほとんどないに等しい状態です。

国土交通省による人口密度と1日の歩行数のデータを見ても、やはり人口の多い都市圏のほうが歩数は多く人口の少ない都道府県ほど歩数が少なくなっています。

スポーツ庁が2018年に発表した「スポーツ庁　Web広報マガジン　数字で見る！たった『10』分プラスで病気が防

げる?」によると、1日あたりの歩数と生活習慣病による死亡者数の分布では、歩数が6000歩台の人に比べて、歩数が8000歩に近づけば近づくほど死亡者数が少なくなっています。

生活習慣病予防という面では歩行数の多い都市部の人ほど病気のリスクが少なく、歩行数の少ない地方の人ほど病気になる危険が高いといえると思います。

心臓をはじめ体の機能を維持し、元気に長生きするにはある程度の運動量は絶対に必要です。特別に何か運動を始めるのは難しいとしても、日常生活のなかで意識して体を動かしておくことが、人生100年時代を謳歌することにつながります。

呼吸を伴う運動が自律神経のバランスを整える

心臓を健康に保つための運動療法は大きく分けて2種類あります。筋力トレーニング(レジスタンストレーニング)と有酸素運動です。筋肉を鍛えるには筋力トレーニング、自律神経のバランスを整えるには有酸素運動が有効です。どちらか一つではなく、両方取り組むことがポイントとなります。

有酸素運動は脂肪を燃焼させる効果があるほか、呼吸をしながら筋肉を動かすことで自律神経のセンサーを刺激し、バランスを整えることに役立ちます。

自分の意識で心拍数を上げ下げしたり、血管を広げたり収縮させたりすることが不可能なように、自律神経も自分の意思でコントロールすることはできません。しかし呼吸だけは深呼吸したり呼吸を止めたりすることで脈拍を遅くしたり速くしたりすることができ、唯一自律神経に直接働き掛けることが可能です。

日常生活にとり入れやすい有酸素運動は、筋肉を収縮させるためのエネルギーに酸素を使う運動のことをいいます。ウォーキングやジョギング、サイクリング、水泳、軽い登山など、高過ぎない負荷で呼吸をしながらある程度の時間継続して行う運動がそれにあたります。太極拳やヨガなどは、呼吸を意識しながら動くことにより自律神経に働き掛ける代表的な運動療法です。そのほかの有酸素運動も、呼吸をしながら運動することで自律神経のバランスが整いやすくなります。自律神経のバランスが整うと、交感神経の異常な興奮が抑えられ心拍数の上昇を少なくして心臓への負担を軽くすることができます。

呼吸をしながら体を動かす有酸素運動では呼吸筋も鍛えられます。呼吸による酸素の出入りは肺で行われますが、肺は自らが膨らんだり収縮したりするわけではなく肺を覆っている胸郭という空間が広がったり縮んだりすることで酸素が入りやすくなったり出ていきやすくなったりしています。

年齢とともに筋肉がやせていくと、胸郭の筋肉も衰えます。そうすると空気の出入りが少なくなって体の隅々まで酸素が行き渡りにくい状況となり、心臓は拍出量を増やさなくてはいけなくなります。有酸素運動によって呼吸筋が鍛えられれば、胸郭がしっかり動いて酸素が出入りしやすくなり、全身に酸素が行き渡りやすくなって、心臓の仕事量を減らすことができます。

日常生活のなかでできる有酸素運動

有酸素運動の代表がウォーキングです。健康のために歩こうと提唱されているように、ウォーキングは年齢を問わず取り組みやすい運動です。しかし、ウォーキングを習慣化できる人もいれば、なかなか継続できない人がいるのも事実です。夏の暑い時期や天気の悪い日など、条件によっては歩きたくても歩けないこともあると思います。

私のクリニックではウォーキングやジョギングなど代表的な有酸素運動に加えて、日々の生活のなかで体を動かすことや家の中でできる軽い運動を提案しています。自分では運動と意識していなくても、実は日常生活での家事などが有酸素運動になるケースも多いものです。ウォーキングができない日は家でラジオ体操を15分すれば、約25分歩いたのと同じくらいの運動量になります。できるだけ無理のない方法で少しずつでも体を動かすことが健康維持のために欠かせません。

運動の強度はメッツという単位で表されます。普通の速度で歩いた場合は3メッツ、早歩きなら4・3メッツといった具合です。1・5～3メッツ未満の運動は低強度、3～6メッツ未満の運動は中強度、6メッツ以上の運動は高強度です。

そして、運動の強度に実施時間をかけたものをエクササイズ（メッツ・時）といいます。普通の速度で1時間歩いた場合は3メッツ×1時間で3エクササイズ、30分歩いた場合は3メッツ×0・5時間で1・5エクササイズです。逆算すると、1エクササイズに相当する歩行時間は20分ということになります。

主な有酸素運動の強度（メッツ）と1エクササイズに相当する時間を参考に、まずは健康づくりの指針とされている週23エクササイズを目標に体を動かすことを習慣化します。1日あたりに換算すると、3～3・5エクササイズです。筋力トレーニングと合わせて、そのくらいの運動量になればOKです（軽い筋トレを17分行った場合は1エクササイズ、1時間行った場合は3・5エクササイズ）。高齢者や体に不調や痛みのある人は無理をせず、できる範囲ですればいいと思います。

主な有酸素運動の強度

活動内容	強度(メッツ)	1エクササイズに相当する時間
ウォーキング(普通)	3	20分
ウォーキング(速め)	4.3	14分
ジョギング	7	8.5分
自転車に乗る	4	15分
ラジオ体操	4	15分
ストレッチ	2.3	26分
水泳(のんびり泳ぐ)	6	10分
水中歩行	4.5	13分
階段を上る(ゆっくり)	4	15分
階段を下りる	3.5	17分
山登り	6.5	9分
掃除機を掛ける	3.3	18分
床のぞうきん掛け	3.5	17分
風呂掃除	3.5	17分
草むしり	3.5	17分
料理	2	30分
犬の散歩	3	20分
子どもと遊ぶ(歩く・走るなど中強度)	3.5	17分

未来を予測する「歩く力」と「握る力」

筋力トレーニング（レジスタンストレーニング）は文字どおり筋肉を鍛える運動です。筋肉は心臓とともに全身の血液循環を担っている第2のポンプで、特に、心臓より下にある臓器や足先まで流れた血液が重力に逆らって心臓に戻ってくるために筋肉のポンプ作用が不可欠です。筋肉が少ないと血液循環が悪くなってむくみが生じるだけでなく、心臓の負担も大きくなります。

心機能が低下したとき、どの程度体を動かすことができるかによって予後（その後の病状）の良し悪しが変わってくるという点からみても、元気なうちからしっかり体を動かし、筋肉を維持しておく必要があることはいうまでもありません。運動不足の自覚がある人は有酸素運動とともに筋力トレーニングも併せてやってみることが大切です。

高齢者は食が細くなることによる栄養不足や、動かなくなることによる運動不足で、筋肉が減ってしまいがちです。高齢者にとって切実な問題がフレイルになると健康状態や生活機能が低下するほか、筋肉が著しく減少することで心臓の機能も弱ってしまいます。

フレイルの診断の目安となるのは筋力です。筋肉量、握る力、歩く力によって、衰弱傾向が予測できます。簡単に調べることができるので、自身の筋力はどれぐらいなのかチェックすることが肝心です。

〈筋力のチェック方法〉

①筋肉量……両手の親指と人差し指で輪をつくり、利き足と反対側の足のふくらはぎの最も太い部分を囲います。このとき、両手の人差し指同士が重なるようであれば、筋肉量の減少が疑われます。これは衰弱傾向を知るために、誰もが試してみることができる簡易的なチェック法です。

②歩く力……青信号で横断報道を渡りきれるかどうかで判断します。通常、横断歩道の信号は、高齢者でも渡りきることのできる時間に設定されています。歩くスピードが低下していて横断歩道が渡りきれない場合は、歩く力そのものが落ちていると考えられます。

③握る力……ペットボトルのフタが開けられるかどうかが目安になります。体の筋肉は使わないとすぐに落ちていきますが、そのなかでも比較的落ちにくいのが握力です。握力が衰えているということは、全身の筋肉が衰えているということでもあります。

3つのいずれかで筋力の低下が見られた場合、フレイルの可能性があります。しっかり栄養をとって、少しずつでも体を動かして筋肉を鍛えることが望ましいです。

3つのテストがクリアできた人も運動しなくていいということではありません。フレイルを予防し、心臓の機能を落とさないためには、筋肉が落ちないよう継続的な運動が求められます。

自宅で安全にできる筋力トレーニング

私のクリニックでは年齢を問わず実践しやすい、自宅で簡単にできる筋力トレーニングを勧めています。自分の体重を負荷にして筋肉を鍛える運動がほとんどなので、高齢者でも無理なく安全にできます。運動と聞くと気が重くなる人もいるかと思いますが、親しみやすい曲に合わせてトライするなど、できるだけ楽しく実践してもらうことを提案しています。

運動習慣がない人はまず座っての運動から始め、慣れてきたら立って運動するという順番が理想的です。紹介した運動を全部トライする必要はなく、自分が弱っている部位の筋力を鍛える運動を優先すればいいと思います。

目安は1日1～2回で、1週間では1～2日するようにします。それによって筋力アップはもちろん高齢者の転倒予防にも役立ちます。日常生活機能が維持できるだけでなく、心身の健康維持と増進にもつながります。

筋力トレーニングのうえで心得ておいてほしいことは、以下の点です。

・体調がすぐれないときや、食事の直後は行わないでください。
・室温を快適な温度に設定します。
・正しいフォームで、ゆっくりと行うことがポイントです。
・痛みのない範囲で行いましょう。
・運動中は呼吸を止めないように注意しましょう。
・ちょうどいい運動強度は人によって違います。目安は運動中に会話ができる程度。
・「きつい」と感じる場合は無理に行わないでください。
・こまめに水分補給をしましょう。

〈座って行う運動〉

～準備～

背もたれが腰くらいの高さのイスを2脚用意します。

1脚に浅く腰掛け、足裏を地面につけます。

姿勢を正し、足を肩幅より大きく開いて、つま先は外側に向けます。

もう1脚は、足を前に伸ばしたとき当たらない場所に置きます。

①お腹をへこます運動

鼻から息を吸い、口から息を吐きながらお腹をへこませます。

口をすぼめて30㎝先のろうそくの火を消すイメージで息を吐くのがポイントです。

お腹をへこませるのが難しい人はお腹をのぞき込むようにします。

〈効果〉ポッコリお腹や腰痛予防に効果的です。むせたとき咳き込むことができない人にも適しています。

②上半身を前に倒す運動

両手の指を組んで腕を胸の前に伸ばし、息を吐きながら上体を前にゆっくり倒していきます。

腕が地面と平行になるよう、姿勢を正して行うのがポイントです。

〈効果〉バランス機能の向上、姿勢が良くなり、骨盤周囲の柔軟性もアップします。

③背中を丸める運動

両手の指を組んで腕を胸の前に伸ばし、息を吐きながら背中を丸めます。

顔はおへそをのぞき込むようにします。

〈効果〉背中や肩のコリに効果的。骨盤周囲の柔軟性もアップします。

④上半身を左右にひねる運動

両手の指を組んで腕を胸の前に伸ばし、息を吐きながら上半身を右にひねります。

息を吸いながら正面に戻り、息を吐きながら上半身を左にひねります。

顔は腕と同じ方向を向きましょう。

腰が反らないよう気をつけて、ゆっくり動かすことがポイントです。

〈効果〉加齢に伴い低下しやすい腹筋（内・外腹斜筋）の筋力アップに効果的です。

⑤左右にバランスをとる運動
両手を広げて地面と平行にし、息を吐きながら右にスライドさせます。

息を吸いながら正面に戻り、息を吐きながら左にスライドさせます。

頭は地面と垂直になるように。スライドさせたとき左右のお尻が浮いてもかまいません。

イスから転落しないよう注意してください。

〈効果〉バランス能力の向上、骨盤周囲の柔軟性もアップします。

⑥胸を開く運動

左手を右ひざの上に置き、息を吐きながら、右腕を斜め上の後方に伸ばして胸を開きます。

このとき、上半身もひねりましょう。

息を吸いながら正面に戻り、息を吐きながら左側も同様に行います。

〈効果〉上半身の柔軟性、呼吸に関わる機能が向上します。

⑦足首の曲げ伸ばし運動

ひざの上に手を置き、かかとを地面につけたままつま先をしっかり上げます。

次に、つま先をついてかかとをしっかり上げます。

呼吸を止めないようにして、この動作をリズミカルに繰り返します。

〈効果〉ふくらはぎの筋力強化、つまずき予防に効果的です。

⑧パンチとキックの運動

左手をパンチするように前に突き出し、右手はひじを後ろに引きます。

同時に、右足をキックするように前に伸ばします。このとき、つま先が自分のほうを向くように足首を曲げます。

反対側も交互に行います。

姿勢を正して行いましょう。痛みがある場合は、痛みのない範囲で行ってください。

〈効果〉太ももの筋力向上、肩周りがほぐれ、太もも裏の筋肉を伸ばすことで腰痛予防にも効果的です。

⑨足踏み運動
座ったまま、歩くように手を振りながら足踏みします。

姿勢を正し、腕をしっかり振って、ももをしっかり上げることがポイントです。

〈効果〉つまずき予防、腰周りの柔軟性アップにつながります。

⑩グーパー運動

座ったまま足踏みをしながら、左ひざを上げたとき、右手をグーにして前に出し、左手をパーにして胸に当てます。

右ひざを上げたときは、左手をグーにして前に出し、右手をパーにして胸に当てます。

〈効果〉握力を鍛える効果があります。

⑪雑巾絞り運動

乾いたタオルを雑巾くらいの大きさに折り、両端を握って腕を前に伸ばします。

腕の位置を変えずに、１２３のカウントで雑巾を絞るように手を回し、元に戻します。

反対側も同様に行います。

各10回を目安に3セット行いましょう。

〈効果〉握力を鍛える効果があります。

〈立って行う運動〉

～準備～

イスを2脚用意して、縦に並べて置きます。

後ろのイスの前に立ち、足は肩幅より大きく開き、つま先を外側に向けます。

前方にあるイスを近づけ、背もたれを軽く持って支えにします。

①スクワット運動
前のイスの背もたれを持ったまま、息を吸いながらゆっくりイスに腰掛けます。

このとき上半身はやや前かがみで、つま先よりひざが前に出ないよう、腰を後ろに引くようにして腰掛けていきます。

息を吐きながら、ゆっくり立ち上がります。

痛みがある場合は無理をせず、座面が高いイスでかまいません。

〈効果〉脚力が向上します。ゆっくり行うことで、重りを使った高負荷運動と同程度の効果があります。

②足を開く運動

前のイスの背もたれを持ち、手の中心に足がくるように、つま先を外側に向けて立ちます。

左右の足を交互に、真横に開いて戻します。足を開いたとき、つま先は前を向くようにすると効果的。反対の足でバランスをとってください。

〈効果〉転倒予防、歩行時のひざの痛みに効果的です。骨盤周囲の筋力（中殿筋）も強化できます。

③つま先立ち運動

前のイスの背もたれを持ったまま、足を肩幅に開いて立ちます。

かかとをゆっくり上げてつま先立ちになり、かかとをゆっくり下ろします。

〈効果〉ふくらはぎの筋力アップ、むくみの解消に効果的です。

④足のストレッチ

片方の手でイスの背もたれを持ち、足を前後に開いて立ち、後ろの足のアキレス腱を伸ばします。反動をつけずに、足首と足の付け根が伸びているのを感じながらゆっくり伸ばし、かかとは浮かないようにします。

上半身は起こし、やや胸を張るようにします。

〈効果〉足首と足の付け根の柔軟性アップ、つまずきや転倒予防に効果的です。

運動後は水分補給をして、呼吸が整うまで休息しましょう。高齢者ややせ過ぎの人は、運動とともに栄養をしっかりとることも重要です。

運動療法に遅過ぎはない

運動しましょうと呼び掛けると、「時間が取れない」「長く続かない」といった消極的な返事をするという人は少なくありません。でも、運動を始めるのに遅過ぎるということは絶対にありません。

確かに若い頃に比べると、年齢とともに筋肉は落ちやすくなり、一度落ちた筋肉を戻しにくくなることは事実です。しばらく入院して寝たきりになるとリハビリをして筋力を鍛えなければ動くのが困難なように、筋肉は使わないとどんどん萎縮してしまいます。

それでも、萎縮して小さくなった筋肉細胞を鍛えて再び大きくすることは可能で年齢は関係ないといわれています。一度減ってしまった筋肉細胞を増やすことはできませんが、萎縮した筋肉細胞を大きくすることができれば筋力は維持できます。

このとき注意しなければいけないのが、栄養をしっかりとりながら運動することです。体の中に慢性炎症があると、体を動かしていなくてもエネルギーを消費してしまいます。なかでも最も大きなタンパク源である筋肉がエネルギーとして使われるため、筋肉がどんどんやせていってしまいます。慢性炎症は目立った症状がなく、体のあらゆるところで起こり得る炎症です。そのため、知らず知らずのうちに筋肉がエネルギーとして消費されていってしまうのです。

一生懸命運動してもタンパク質やカロリーが足りていないと筋肉がつかないばかりか、体力がもたず運動を継続することも困難です。一方、萎縮した筋肉を元に戻そうと思ったら、ある程度の負荷を掛けて筋力トレーニングをしなければなりません。

ただ運動が体にいいことは理解できても、それを継続するのはなかなか難しいものです。

継続できることを最優先し、負荷を掛け過ぎないことが大切です。

第5章

最強心臓メソッド③ 薬物療法

薬と治療の正しい知識が心臓を守る

生活習慣病に薬物療法は必要か

最強心臓メソッドの3つ目は薬物療法です。生活習慣の改善を目的に個々人で取り組む栄養療法・運動療法と異なり、薬物療法は医師の管理のもとで取り組む治療です。高血圧、糖尿病、脂質異常症といった生活習慣病では、栄養療法や運動療法だけでは思うように数値が下がらない人に対して、薬を使った治療が行われます。

多くの人は健康診断で血圧が高い、血糖値が高い、あるいはコレステロール値が高いなどと指摘されて病院に来ます。なかには血圧が高いことが分かっていても病院へ行かなかったり、病院へ行ったとしても処方された薬を服用しなかったり生活習慣病を放置している人は少なくないようです。日本内科学会生涯教育講演会「高血圧治療ガイドライン2019」によると、国内の高血圧の患者数は約4300万人といわれていて、そのうち治療を受けている人は約半数であるという統計も出ています。

それは栄養療法や運動療法は体にいいこととして受け入れやすい半面、薬を服用することには抵抗を感じる人が多いことも影響しているかと思います。薬は体に良くないから飲まないほうがいいなどというネットや本の情報も目につきます。実際に私も診察室で患者さんから、薬は良くないと本に書いてあり、服用しないといけないのかなどと質問されることがよくありますが、医師が必要と判断した薬はきちんと服用すべきです。ただしいくつか注意しなければならない要素があることも事実です。

薬を飲まないといけないいちばんの理由は、高血圧などの生活習慣病を放置すると、大きな病気に発展する危険があるからです。代表的なものが狭心症・心筋梗塞・心房細動などの心血管疾患です。これらの病気によって心臓の機能が低下していくと、最終的には心不全という状態に陥ります。

また、同統計によると、血圧が高い人の一部にはすでに心臓に病気のある人、あるいは腎臓病やホルモンの病気を患っている人が1割程度いると発表されています。血液検査などでそうした病気があることが分かれば、すぐに薬物治療を開始して血圧をしっかり下げる必要があります。

それ以外の特に問題となる基礎疾患がなくて血圧が高い人に関しては、まず生活習慣を改善することで血圧が下がるかどうかを見ていきます。栄養療法・運動療法を第1の柱・第2の柱に据えている私のクリニックでは、その取り組みなくしていきなり薬物療法を始めることはありません。薬はあくまでも生活習慣で改善できない場合の第3の手段と考え、まずは栄養療法・運動療法に取り組んで2週間程度様子を見たうえで、それでも血圧が下がらなければ薬物療法を検討します。

生活習慣病の薬物治療で大切なことは血圧や血糖値を目標値までしっかり下げることです。同統計のなかでは、高血圧治療を受けている約２０００万人のうち、目標値を達成できている人は約１０００万人とわずか半数だと発表されています。定期的に通院して治療を受けているにもかかわらず、十分にコントロールできていない状況をクリニカルイナーシャと呼びますが、これは日本語で「臨床的惰性」といわれる言葉です。十分な効果が得られていないのに、ただズルズルと同じ薬を飲み続けている人が多いこの現状が、生活習慣病の薬物治療の大きな問題点となっています。

クリニカルイナーシャの要因はいろいろ考えられますが、一つは薬を増やしたり、より強い薬を使ったりすることに患者さんが不安や不信感を抱くことが多く、医師はなかなかそれ以上の治療に踏み切れないという実態があります。また患者さん自身、血圧が少し下がっただけで満足し、それ以上の治療を望まなかったり薬を服用すること自体やめてしまったりすることも関係していると考えられます。

せっかくきちんと薬を服用していても目標値まで下がらなければ、心血管疾患に発展するリスクは高いままです。こうした病気に対する正しい理解を、患者側ももたなくてはなりません。

私のクリニックでは個人ごとの性格や病気の背景なども考慮して、その人に合った治療法を提案するようにしています。薬物治療に関しては、弱い薬から始めて2週間～1カ月に1回の通院で経過を見ながら、数値が思うように下がらなければ薬を変更したり、追加したりして約3カ月で正常値に下げることを目指しています。

どの薬を使うかで寿命が変わる

今は薬の研究も進んでいて、新しい薬がたくさん出てきています。人によってはどの薬を使うかで、その後の病気の進行や寿命に差が出ることも分かってきています。

高血圧の薬は大きく分けて5種類あります。筋肉を縮める作用のあるカルシウムの働きを抑え、血管を広げて血圧を下げるカルシウム拮抗薬、塩分を体の中に蓄えようとするレニン・アンジオテンシン・アルドステロン系の産生を抑えて血圧を下げるACE阻害薬、同じくレニン・アンジオテンシン・アルドステロン系の作用を抑えるARB（アンジオテンシンⅡ受容体拮抗薬）、心拍数を抑えることで血圧を下げるβ遮断薬、尿の量を増やし体内の血液量を減らすことで血圧を下げる利尿薬です。

高血圧だけの治療であれば、どの薬を使うかで病気の進行や寿命に差が出るというデータはありません。しかし心不全や心房細動、糖尿病、慢性腎臓病などの併存疾患がある人の高血圧治療に対しては、第1選択薬はＡＣＥ阻害薬またはＡＲＢが良いとされています。一方、高齢者、狭心症や脳血管疾患既往のある人は、カルシウム拮抗薬が第1選択薬として推奨されています。

心不全の発症予防という面では、カルシウム拮抗薬よりＡＣＥ阻害薬のほうが良いという試験結果があります。ＡＬＬＨＡＴという大規模研究（降圧薬による治療）によると、カルシウム拮抗薬は年々、心不全の発症率が上がっていくのに対し、ＡＣＥ阻害薬は心不全予防にいいとされる利尿薬とほぼ同等の発症率に抑えられていたのです。利尿薬は心不全にいいことは間違いないのですが、単独では血圧が下がりにくい特徴があります。そのため第2選択薬としては利尿薬とＡＣＥ阻害薬を併用したほうが、利尿薬とカルシウム拮抗薬との併用より心不全予防には有効といえます。

最近ではＡＲＮＩ（サクビトリル・バルサルタン）という薬が２０２１年から高血圧治療に対して保険適応になりました。ＡＲＢと利尿薬が一つになった合剤です。ＡＲＮＩと従来のＡＲＢ＋利尿剤を比較した２０１４年の臨床試験（ＰＡＲＡＤＩＧＭ‐ＨＦ試験）によると、ＡＲＮＩを使った群のほうが死亡あるいは心不全悪化による入院の割合が低いという結果が出ています。このことからＡＲＮＩは心不全の高血圧の患者さんや、心肥大のある高血圧の患者さんに非常に有効とされています。腎臓への負担が少ないため、従来の薬では腎機能の数値や尿酸値が上がってしまっていた人にも比較的安心して使うことができます。降圧効果も高く、心不全のない高血圧患者さんにも処方することができるため、私のクリニックでも積極的に使用しています。

　糖尿病の薬に関しても同じような報告があります。糖尿病の薬は、インスリン分泌を促す薬やインスリン抵抗性を改善させる薬、糖の吸収や排出を調節する薬に大別されます。そのなかでも糖尿病に加えて心臓病が危惧されるような場合は、尿に糖を流し余分な糖が体に再吸収されるのを防ぐＳＧＬＴ２阻害薬を第１選択薬として使用するのがよいとされています。

もともとは糖尿病に対してのみ使われていました。ところがEMPA - REG OUTCOME®（心血管疾患を有する2型糖尿病患者に対し、心血管死を含む主要心血管イベントに対するエンパグリフロジンの効果を評価することを目的とした試験）により、ＡＣＥ阻害薬を使っている心不全の患者さんにＳＧＬＴ２阻害薬をプラスしたところ、心不全の入院が35%も減ったという衝撃的な結果が報告されたのです。その後、別の試験でも同じようなデータが続々と出てきて今では糖尿病のない心不全に対しても保険適応になっています。ただ心不全には心臓のポンプの働きが低下している場合と、心臓のポンプ機能が保たれた状態で起きる場合があり、ＳＧＬＴ２阻害薬が保険適応となるのは心臓のポンプの働きが低下している場合のみです。

この薬は糖尿病の合併症の一つである糖尿病性腎症を抑制する作用があることも明らかになっています。ＳＧＬＴ２阻害薬を飲んだ人と飲んでいない人では、後者のほうが腎機能の低下が抑えられ、透析に移行した人の数も少なかったという結果が出ています。また、ＳＧＬＴ２阻害薬は尿に糖を流す作用があるため、尿が出るときに過剰な塩分も排出されます。

有効な治療法がなかったものに対し続々といい結果が表れていることから、近年、ＳＧＬＴ２阻害薬は魔法のような薬として注目されています。私自身、循環器専門医という立場から心臓保護や腎保護という面に着目し、糖尿病の患者さんには極力第１選択薬として処方するようにしています。

とはいえＳＧＬＴ２阻害薬が適さない人もいます。高血圧と糖尿病を合併している人であれば、降圧剤と併用することで血圧もより下がりやすくなります。一方で膀胱炎など尿路感染を繰り返し起こしている人にはＳＧＬＴ２阻害薬は向きません。

１型糖尿病のように体内でインスリンがほとんど分泌されず、インスリン注射を打っている人もこの薬は使えません。インスリンは血液の糖を細胞に取り込む働きをしています。体内でインスリンが分泌されない人は血糖値が高く、エネルギー不足になっている細胞をインスリン注射で補っています。しかし、ＳＧＬＴ２阻害薬を使うと尿に糖が流れてしまうので、インスリンを打っても細胞に取り込む糖が足りないため、細胞のエネルギー不足は解消されず、病状が悪化してしまう可能性があるのです。

ＳＧＬＴ２阻害薬は体内でのインスリン分泌がある程度保たれている2型糖尿病で、細胞がエネルギー不足になっているとはまず考えられない太り気味の人、心臓のポンプ機能が低下している心不全の人に勧めています。

生活習慣病の一つである脂質異常症は、血液中の脂質（コレステロールや中性脂肪）の値が基準値から外れた状態です。これも治療が必要な理由は、大きな病気に発展するリスクを防ぐためです。脂質異常症を放置していると粥状動脈硬化症を引き起こし、狭心症や心筋梗塞といった冠動脈疾患につながるリスクが高まります。

脂質異常症の薬は今のところスタチン系と呼ばれる薬のほぼ一択です。どの薬を選ぶかというより、いつ薬を始めるかが医師の判断によって差が出るところです。

私のクリニックでは、今後10年以内の冠動脈疾患の発症リスクについて、疫学データを基にスコアリングして評価する吹田スコアというものを用いて、脂質異常症に対する薬物治療を開始すべきかどうかを判断しています。

吹田スコアで評価する内容は、年齢、性別、喫煙、血圧、HDLコレステロール（いわゆる善玉コレステロール）、LDLコレステロール（いわゆる悪玉コレステロール）、耐糖能異常、早発性冠動脈疾患家族歴の8項目です。日本動脈硬化学会から出ている無料アプリを使って8つの項目を入力すれば、10年以内の冠動脈疾患の発症リスクを簡単に調べることができます。

このアプリではリスク評価と同時にコレステロールの目標値も示されるので、現在のコレステロール値からどのくらい下げなければいけないかによって、生活習慣の改善で様子を見るのか、薬物治療を開始するのかを判断しています。

生活習慣病の薬物治療は、主治医任せにしている人がほとんどだと思います。どの薬を使うのか、いつ薬物治療を開始するのかは、各医師の考えによって異なる部分はあると思います。特に新しい薬に関しては、その医師が最新の研究や情報に明るいかどうか、それに基づき薬を変えることに積極的かどうかなど、それぞれの方針や考え方によって判断は大きく異なります。

もし薬が自分に適応していて、その薬を試してみたいと思うのであれば、患者側から医師に相談するのは決して悪いことではありません。医師は副作用や、患者さんの状態を熟慮して薬を使うべきかどうかをアドバイスしてくれるはずです。

薬には必ず副作用がある

薬には副作用があることも患者さんが薬物治療に抵抗を感じる理由の一つではないかと思います。確かに、どんな薬にも副作用は必ずあります。しかも、その副作用が出るかどうかや、症状の表れ方が強いか弱いかは実際に服用してみないことには分かりません。

どんな副作用が起こり得るかを知っておくことはとても大切です。

高血圧の薬の副作用で問題となるのは過降圧といって血圧が下がり過ぎることです。血圧が下がり過ぎると、めまい、ふらつき、頭痛などが起こることがあります。高齢で動脈硬化が進んでいる人であれば、血圧が下がり過ぎることで腎臓への血流が不足し、腎機能が悪くなることもあります。

糖尿病の薬の副作用は血糖値が下がり過ぎる低血糖です。低血糖では吐き気、ふるえ、動悸、眠気、脱力感などが起こるほか、場合によっては視覚異常、けいれん、意識障害が起こることもあります。低血糖になると血糖値を上げようと交感神経が活発になるため、脈拍が速くなったり、瞳孔が縮瞳したりして血管にストレスが掛かり、心筋梗塞が起こりやすくなるともいわれています。命に関わることもあるので、軽視できない副作用といえます。

主な副作用としては、筋肉が壊れてしまう横紋筋融解症が知られています。横紋筋融解症になると、筋肉痛や筋肉のこわばり、筋力の低下などが起こります。筋肉内の物質が体外に放出されることで尿が赤くなり、腎臓に負担が掛かり腎不全になることもあります。

脂質異常症の薬は生活習慣病の薬のなかでも特に副作用の頻度が高いといわれていて、実際に処方している患者さんの10~15人に1人くらい横紋筋融解症の症状が表れています。

副作用の症状が表れたときはいったん薬を中止し、すぐ主治医に相談すべきです。自己判断で薬の量を調節したり、そのまま飲むのをやめて放置したりすべきではありません。

副作用を回避するには当然、薬を飲まないことがいちばんです。そのための手段が生活習慣の改善であることはいうまでもありません。しかし実際は生活習慣の改善だけでは病状が良くならない人が大半です。

薬には含まれている成分の量が多いものと少ないもの、または合剤といって一つの薬に2~3種類の成分が含まれているものがあり、作用が強くなったり、弱くなったりします。作用の強い薬のほうが、当然、副作用にもより注意が必要となります。

昨今、問題視されているポリファーマシーとは

多くの薬を服用しているために、薬物有害事象（患者に生じる好ましくない兆候・症状・病気）を起こしたり、きちんと薬が飲めなくなったりするポリファーマシーが問題となっています。

弊害の一つは関連する副作用の問題です。薬の代謝（化学変化）は肝臓で行われています。複数の薬を服用するとさまざまな代謝産物が肝臓に出現するため、副作用が起こりやすくなるといわれています。具体的には同時に飲んでいる薬が6剤以上になると、副作用が起こりやすくなるそうです。薬の相互作用で薬が効きにくくなることもあるとされています。

ただ、治療のためには本当にそれだけの薬が必要な場合もあります。薬の量を減らしたら絶対に副作用が起こらないというわけでもありません。薬の数だけに注目するのではな

く、適切な処方かどうかを確認し、見直すべきところは是正することが大切です。

もう一つは医療費の問題です。ポリファーマシーが問題視されるようになってだいぶ減ってきましたが、少し前までは7～8剤の薬を処方されている高齢者は珍しくありませんでした。処方される薬が多過ぎると、結局飲み切れずに薬が余ってきてしまって、破棄されることも多くありました。それでは医療費の無駄遣いになるので、厚生労働省でもポリファーマシーに対する啓発と対策に力を入れています。

2023年1月から義務化された電子処方箋も対策の一つで、処方箋を電子化することで、投薬情報を医師や薬剤師が共有でき、多剤併用や良くない飲み合わせなども防ぐことが可能になります。

病院で薬を出していた時代は、患者さんがどこで、どんな薬を、どれだけ処方されているかが明確ではなく、割と無頓着に薬を処方していた医師も多かったのではないかと推測します。調剤薬局で薬を受け取る院外処方が中心になってからは、薬剤師がお薬手帳で管理して、薬の量や飲み合わせにも気をつけて薬を出すようになりました。電子処方箋の運用が進めば、今後ますます多剤併用の問題は改善されていくだろうと私は思っています。

それでももし飲んでいる薬の量が多く感じたり、なにか少しでも不安があったりすれば、薬剤師や医師に積極的に聞いてみるべきです。数値が下がっているにもかかわらず、以前出された薬をそのまま継続して飲んでいるケースもあり、それらを見直し整理していくことは非常に重要なことです。疑問や不安はうやむやにせず、主治医や薬剤師に尋ねることが重要です。

第6章

「栄養」「運動」「薬」で心臓をケアすれば、人生100年時代は謳歌できる

人によって取り組むべき内容は違う

心臓を元気に保ち人生１００年時代を謳歌するための方法論として、「栄養療法」「運動療法」「薬物療法」を挙げていますが、ひとくちに最強心臓メソッドといってもその人の年齢や性格、栄養状態、疾患の有無や病状などによってそれぞれ取り組むべき内容は違ってきます。

私のクリニックでは患者一人ひとりと向き合い、その人の状況や体の状態をしっかり把握し評価したうえで、医師・看護師・管理栄養士がそれぞれの立場から、適切な治療法や生活習慣改善のアドバイスとサポートにあたっています。

薬物治療の面では、医師である私がどのような治療を、どのようなタイミングで進めていくか、判断し患者に提示しています。そのための評価基準となるのが、疾患の有無とその病状です。主に、高血圧、糖尿病、脂質異常症といった生活習慣病に対する治療が中心となります。

この場合も、単に検査数値だけでなく生活背景や個々の患者さんの性格なども考慮して、治療方針やアドバイスの仕方を変えています。具体的には、病気への理解度が低く治療に前向きでない無関心なタイプの人、治療には前向きだが病気への理解度は低い、医師にお任せタイプの人、病気に対する理解度は高いが治療にストレスを感じるタイプの人といった具合に、タイプ別にアプローチ法を変え、病気の危険性や薬を飲むことの大切さを理解してもらえるよう努めています。

一人ひとり異なる環境や生活習慣のなかで引き起こされる病気の予防・治療には、こうしたきめ細かなサポートが重要だと考えています。

タイプ別の実践法とレシピを紹介

生活習慣病の予防・改善には、医師や看護師、管理栄養士のサポートはもちろんのこと、当人の主体的な取り組みが不可欠でとにかくできることから始めることが肝心です。太っている、やせている、運動量が少ない、生活が不規則など、自分に近いタイプがあれば、参考になるかと思います。41ページで算出方法を提示したＢＭＩや、１０７ページの筋力チェックなども、自身の体の状態を知る一つの目安になるはずです。

栄養療法を手軽に実践するための工夫や間食のとり方なども示しているので、ずばり当てはまるタイプがなくても参考になる点は大いにあると思います。

巻末には当クリニックの管理栄養士監修による、それぞれのタイプ別のお勧めレシピも収録しました。かかりつけ医のいる人は主治医とも相談しながら、医師と二人三脚で治療や生活習慣の改善に取り組むのがベストです。

【実践編①】お腹周りが気になる人のための「最強心臓メソッド」

腹囲が男性85㎝以上、女性90㎝以上あることに加え、血圧・血糖値・脂質のうち2つ以上が基準値を外れている状態であるメタボリックシンドロームが進行すると、ドミノ倒しのように高血圧や糖代謝異常などが起こり、次いで動脈硬化、虚血性心疾患（狭心症、心筋梗塞など）や脳血管障害などの重大な病気が引き起こされます。

日本ではこうした生活習慣病の発症や重症化予防を目的に、40～74歳の公的医療保険加入者全員を対象に特定健康診査・特定保健指導（いわゆるメタボ健診）が実施されています。

メタボリックシンドロームは肥満に関連して起こるため、メタボ健診で引っ掛かった人、健診を受けていなくてもお腹周りが気になる人は肥満解消に向けて生活習慣の改善に取り組むことが健康づくりの第一歩になります。

肥満解消のために実践してほしいのはカロリー制限と中等度の運動の習慣化です。

栄養療法ではまず以下の内容が重要になります。

・自身の食生活の見直し（食事やアルコールの摂取量、菓子類や脂っこい料理が多いかなど）

・減量は1カ月に1kgのペースで、体重の３％減を目指す

・ごはん一口の量を減らしてみる

運動療法は週23エクササイズ（メッツ・時）を目指して体を動かすのがよいです。エネルギー消費が目的なので、低強度の運動を長時間続けても、高強度の運動を短時間やっても同様の効果が期待できます。習慣性を身につけるという意味では、中強度の運動をやや長めにやってみることが効果的です。

血圧・血糖値・脂質などの数値が基準値から外れている人は、医師と相談して、必要に応じて薬物療法を受けるという選択も考える必要があります。

【実践編②】高齢でやせている人のための「最強心臓メソッド」

高齢になると食が細くなり、1回の食事量が少なくなるため、栄養素の不足によって低栄養を引き起こす人が増加します。なかでも肉、魚、卵、乳製品などの動物性タンパク質は、人の体の筋肉や血液などをつくる役割があります。

BMI19未満の人、107ページの筋力チェックで筋力が落ちていた人は、特に注意が必要です。栄養・運動の両面から、しっかり体力をつける必要があります。

低栄養や筋肉量の低下を防ぐために実践してほしいのは、タンパク質の摂取と筋力トレーニングです。

栄養療法では、まず以下の内容が重要になります。

・食事を抜かず、朝昼夕3食きちんと食べる
・卵、豆腐などのタンパク質を1日1品以上摂取する
・牛乳は毎日200ml飲む
・野菜は火を通すなど食べやすくして毎食食べる（まとめてゆでるなどして冷蔵庫に入れておけば常備菜として重宝します）
・食欲がないときはおかずを先に食べ、ごはんを後回しにする

1回の食事で不足する栄養素は、間食で補います。牛乳などの乳製品には多くのタンパク質が含まれるので、積極的にとることを心掛けます。

調理が大変な人は、宅配食やコンビニエンスストア、スーパーなどの惣菜、冷凍食品などを利用してもOKです。

高血圧の人は、塩分のとり過ぎに注意しなければなりません。とはいえ、全体の味つけが薄いと食欲が低下して食事が進みません。酢や香辛料、香味野菜などを利用して味にメ

リハリをつけ、おいしく食べられるよう工夫すればいいと思います。

運動療法は自宅でできる、自分の体重を負荷にした簡単な筋力トレーニングであれば継続しやすいです。

注意すべきポイントは、食事と運動のバランスです。食事量が不十分な状況で無理に運動を行うと、さらにやせて筋力低下が進むことがあります。1日の食事をしっかりとったうえで、運動することが大事です。

高齢の人は高血圧や心疾患、整形外科的な問題など、複数の疾患を抱えていることが多いものです。栄養療法や運動療法を安全に実践するためには、そのような基礎疾患がしっかりと管理されていることが欠かせません。疾患のある人は主治医の先生と相談しながら適切な治療を受けることも必要です。

【実践編③】外食が多い一人暮らしの人のための「最強心臓メソッド」

働き盛りの世代はいろんな仕事を任せられるようになり、栄養のバランスや健康に気を使うよりもスタミナのつく食事を摂取することを重視しているという人が多いと思います。食事や運動に掛ける時間もなく、なかでも一人暮らしで外食が多い人は栄養バランスも乱れがちです。そのような人たちは、いわば生活習慣病の予備軍です。

自分の健康に無頓着な人が生活習慣病に発展しないために実践してほしいのは、栄養バランスを整えることとセルフチェックです。

栄養療法では、以下の内容が重要になります。

・外食メニューの中でも主食・主菜・副菜の3つをそろえることを意識する
・コンビニエンスストアではおにぎりなどの主食だけではなくメインのおかずや野菜のおかずも購入

・アルコール摂取量が多い場合は休肝日をつくる

運動で私が勧めるのはウォーキングです。運動のためだけに時間を設けることが難しいなら、日常動作のなかでいかに体を動かしていくかを意識して、例えば普段より一駅手前の駅で降りて歩いて通勤したり、階上へ行く際にもエスカレーターやエレベーターではなく階段を使うといったことを心掛けたりするなど、生活のなかでできるだけ積極的に歩くようにすればいいと思います。

日頃からウォーキングを習慣として続けることで、息切れのしやすさや汗のかき方など、体調の変化にも気づきやすくなります。

さらにこのタイプの人に勧めたいのは体重の変化や、血圧、脈拍数などを定期的にセルフチェックすることです。これらの変化は、往々にしてゆっくりと進んでいきます。半年もしくは1年に1回の健康診断では変化に気づくのが遅くなってしまいます。

気づくのが遅いと変化する量も大きくなっていて、それを元に戻すには大変な労力が必要になります。普段から日々チェックできていれば、変化量が小さい段階で気づくことができ、わずかな労力で元に戻すことができるのです。

【実践編④】座っていることが多く肥満気味の人のための「最強心臓メソッド」

デスクワークや一日の大半を座って過ごしているなど活動度の低い人は、食事のバランスや量は適度であっても体重が増えていってしまうことがよくあります。体重の増加は、生活習慣病の発症や悪化につながります。ＢＭＩ30以上の人は病気の発症率が高くなることが明らかになっています。

食事のバランスは悪くないのに、体重が増えていってしまう人に実践してほしいのは、間食に注意することとストレッチ体操です。

間食は、ストレス解消にもなるのでなかなかやめられない人も多いかと思います。

ポイントは低糖質で高タンパクの食品を選ぶことです。

・ナッツ：持ち歩きしやすいので小腹がすいたときに手軽に食べられて、少量で満腹感が得られます。食物繊維やポリフェノールなど、健康や美容にいい栄養素も豊富です。できるだけ無塩・無添加のものを選ぶといいと思います。
・プロセスチーズ：糖質が低くて血糖値が上がりにくいだけでなく、タンパク質、カルシウムも含まれているので、ダイエット中の間食に最適です。
・ビーフジャーキー：かみ砕く回数が増え、少量で満腹中枢を刺激することができます。
・大豆バー：食物繊維が豊富で、血糖値の上昇が緩やかです。コンビニエンスストアなどで購入できるので、忙しいときのおやつに重宝します。

メニュー選びに気をつけているからといって、いくらでも間食していいということではありません。間食の摂取カロリーは、1日200キロカロリー以下を目安にするといいと思います。例えば、中くらいのバナナ1本と牛乳180mlでちょうど200キロカロリーです。このカロリー内であれば、果物や牛乳などを間食にするのもよいと思います。

運動に関しては、同じような姿勢を長時間続けていると姿勢が悪くなったり、むくみやすくなったり、血液の循環も悪くなりがちです。そのため、2時間程度の間隔でストレッチ体操を実施すれば、多少なりとも運動不足の改善が期待できます。

適度に体を動かすことは血液の循環を促し、代謝を上げて太りにくい体質をつくるうえで有益です。

【実践編⑤】食事時間が不規則な人のための「最強心臓メソッド」

シフト勤務などに従事していて昼夜が逆転していたり、食事時間が不規則になっていたりする人は、生活習慣病のリスクが高まるといわれています。

そうした観点から、体内時計に基づいた食事のとり方を考える時間栄養学が新しい学問分野として近年注目を集めています。時間栄養学の研究結果によると、夜遅い時刻の食事は血糖値の増加を引き起こしやすく、結果的に肥満や糖尿病発症リスクを高めると報告されています。特に炭水化物は血糖値の急上昇を起こしやすく、インスリンの分泌を過多にして急激な血糖降下を招きます。交感神経を緊張させて心臓にも負担を掛けやすいため、夜遅くの食事や炭水化物摂取は好ましいとはいえません。

どうしても食事時間が不規則になってしまう人に実践してほしいのは、分食と朝食をきちんととる、良質な睡眠をとることです。

分食とは食事を数回に分けて食べることです。1食分を分けて食べるので、食事量が増えるわけではありません。夕食が21～22時になってしまう人であれば、16～17時頃におにぎりやパンなどの主食を食べておき、帰宅後に主菜（魚・肉・卵などタンパク質を中心とした料理）と副菜（野菜を中心とした料理）を食べるといった具合です。

分食にして食事間隔を短くすることで、血糖スパイク（血糖値が急上昇して急下降すること）を防ぐことができます。早めに主食を食べれば炭水化物が体内に入った時間にインスリンが出るため、体内時計が大きく狂うことはありません。

体内時計は1日単位でリセットが掛かって調整されます。リセットのきっかけの一つが朝食です。朝食をとると消化酵素やホルモンが分泌され、腸の蠕動《ぜんどう》運動が始まって、体の一日の活動がスタートします。朝食はきちんととるべきです。

もう一つ、食事時間が不規則な人たちは睡眠の質が低下していることが多いと推測します。睡眠の質の低下は、心疾患だけでなく、さまざまな生活習慣病や精神疾患の発症要因の一つとなることが報告されています。

睡眠時間をしっかり確保し睡眠時無呼吸症候群などがあれば治療しておくことが大切です。場合によっては必要に応じて睡眠薬を併用しながら、睡眠の質の向上を図ったほうがよいケースもあります。十分な睡眠が得られていない人は医師に相談するのも得策です。

おわりに

福井県の八幡山という標高100メートルほどの山の麓、裏には小川が流れる小さな診療所が私の仕事場です。そんな、町の診療所の一医師が、本を出版するなんておこがましい……書いている自分がそう思います。それなのになぜ今回この本を上梓することにしたのか、私の思いを最後に少しだけ述べたいと思います。

人の体は精巧な仕組みで、常に外からのストレスにさらされながら、ダメージを受けてもそれを病気に発展させないよう調整してくれています。しかし、そのシステムは加齢とともに衰え、やがてそれが破綻すれば病気が発症します。人生100年時代といわれても、そこまで生きられる人はほんの一握りであるのが現状です。それはどんな人かというと、常に調整をしてくれている体の声に真摯に耳を傾け、体をいたわっている人ではないか、と思っています。

生活習慣は百人百様で、なにが正しいとか、間違っているとか、そんな大それたことは私にはいえません。それでも、どのような生活習慣が体に負担を掛けやすいのか、どうすればその負担を軽減できるのか、といったことはアドバイスできます。私の思いを理解してもらうためには、まず体にはどのような仕組みがあり、それがどのように調整されているのかを知ってもらう必要があります。

・危険性についてあおり過ぎない
・分かりやすく伝えようとするあまり、話を単純化させ過ぎない

この2点に注意して書いたので少々難しい話にも踏み込んでおり、内容がよく理解できなかった人もいるかと思います。自分の体にそのような複雑な仕組みが備わっていて、日々病気の発症を防ごうと頑張っていることを、少しでも実感していただけたなら、本を出した意味があったと思います。

自らの体の声に耳を傾け、体をいたわることで、一人でも多くの人に元気で長生きを実現してもらいたいとの思いから、本書では具体的な方法論として「最強心臓メソッド」を紹介しました。多くの人に実践してもらえるならたいへんうれしく思います。

お腹周りが気になる人のためのレシピ

●食パン（5枚切りを1人1枚）

●イチゴジャム（1人10g）

●彩りオープンオムレツ

作り方（2人分）

①ホウレンソウ（60g）はざく切り、しめじ（30g）は根元を切り落として1本ずつに分け、プチトマト（3～4個）はヘタを取り輪切りにする。

②卵（2個）をボウルに割り入れてほぐし、①を加えてコショウ・ガーリックパウダー（各少々）を加える。

③フライパンを火に掛け、温まったらオリーブオイル（小さじ2）を入れる。②を流し入れ、手早くかき混ぜたらクッキングシートまたはアルミホイルでフタをして、弱火で2～3分火を通す。

④でき上がったらケチャップ（大さじ1）をかける。

●きな粉入り牛乳

作り方（2人分）

①牛乳（400ml）に、きな粉（大さじ4）を入れて混ぜる。
お好みで砂糖を入れてもOK。

●季節のフルーツ／伊予柑（1人1/2個）

栄養成分値（1人あたり）

エネルギー 565 キロカロリー、タンパク質 25.3g、脂質 23.9g、食物繊維 7.1g、塩分 1.3g

昼食

●ビーフストロガノフ

作り方(2人分)

①牛肉(もも薄切り100gは)一口大に切り、コショウ(少々)をふる。
②タマネギ(150g)、マッシュルーム(60g)を薄切りにする。
③鍋にサラダ油(小さじ2)を入れ、ニンニク(1/2片)を焦げないように炒めたら、①と②を加えて炒める。
④肉の色が変わったら赤ワイン(大さじ2)、濃縮100%の野菜ジュース(360ml)、とんかつソース(小さじ2)、みりん(小さじ2)、しょうゆ(小さじ2)を加えて中火で10分煮る。
⑤具材がやわらかくなり全体に味がなじんだら火を止め、バター(5g)を入れる。
⑥キャベツ(100g)を一口大の角切りにし、ゆでてザルにあげて水分を切る。
⑦器にごはん(1人180g)とビーフストロガノフを盛り付け、中央にキャベツを乗せる。

●パプリカのサラダ

作り方(2人分)

①赤・黄パプリカ(各50g)はヘタと種を取り、キュウリ(20g)、ニンジン(30g)を短冊切りにする。
②カンタン酢(市販品・大さじ2)と①をチャック付き密閉袋に入れ、漬け込む。

栄養成分値(1人あたり)
エネルギー609キロカロリー、タンパク質19.1g、脂質14.1g、食物繊維6.2g、塩分1.9g

●ごはん(1人180g)

●マグロのカルパッチョ

作り方(2人分)

①タマネギ(50g)は薄くスライスして水にさらす。
②オリーブオイル(大さじ1)、レモン汁(大さじ1)、はちみつ(小さじ1)、しょうゆ(小さじ1)を混ぜ合わせてソースをつくる。
③マグロ(刺身用180g)の水分をキッチンペーパーでふき取り、フライパンを熱してマグロの表面を焼く。
④粗熱が取れたらマグロを1㎝幅に切り、器に盛り付け、①とベビーリーフ(30g)を和えて④の上に盛り、②のソースをかける。

●もやしとニラのスープ

作り方(2人分)

①もやし(40g)とニラ(20g)は水洗いし、ニラは3～4㎝に切る。
②鍋に水(300ml)を入れ、煮立ったらもやし、鶏がらスープの素(2g)、コショウ(少々)で味つけし、仕上げにニラと白ゴマ(少々)を加える。

●鶏ひき肉団子の照り焼き

作り方(2人分)

①鶏ひき肉(120g)、ネギのみじん切り(30g)、 おろしショウガ(10g)を合わせて粘りが出るまで混ぜ、6個の団子に丸める。
②ズッキーニ(80g)は1㎝幅の輪切りにし、片面に片栗粉(適量)をまぶして①を乗せる。
③フライパンにサラダ油(小さじ1)を入れ、②を並べてフタをして蒸し焼きにする。
④鶏肉に火が通ったら、酒(小さじ2)、みりん(小さじ2)、しょうゆ(小さじ2)を混ぜ合わせたタレをかけ、むき枝豆(6粒)を乗せる。フタをしてタレを煮詰める。

栄養成分値(1人あたり)
エネルギー 671 キロカロリー、タンパク質 41.3g、脂質 18.9g、食物繊維 2.9g、塩分 2.1g

高齢でやせている人のためのレシピ

朝食

●ちりめんじゃこと菜の花の混ぜごはん

作り方(2人分)

①菜の花(1/2束)は洗って根元を切り落としてゆで、冷水に取って冷ましたら絞って細かく刻む。
②温かいごはん(360g)に①とちりめんじゃこ(大さじ1)を入れて混ぜ合わせ、茶碗に盛ってお好みで白ゴマ(少々)をかける。

●ベーコンと野菜のスープ

作り方(2人分)

①キャベツの葉(2枚)は1㎝幅の細切り、タマネギ(1/4個)は縦に薄切り、ベーコン(2枚)は1㎝幅に切る。
②鍋に湯を沸かし、タマネギ、ベーコンを入れ、タマネギがしんなりしたらキャベツを入れる。
③塩・コショウ(各適量)で味を調える。
※ベーコンから塩分が出るので塩は控えめに
④器に盛り付け、パセリのみじん切り(適量)を乗せる。

●ヨーグルトと季節のフルーツ／イチゴ(1人3〜5個)

作り方(2人分)

①イチゴ(6〜10個)を食べやすい大きさに切る。
②ヨーグルト(180g)と①を和える。

栄養成分値(1人あたり)
エネルギー488キロカロリー、タンパク質16.3g、脂質10.5g、食物繊維3.3g、塩分1.4g

●甘辛豆腐の卵とじ丼

作り方(2人分)

①絹ごし豆腐(1丁)はキッチンペーパーで包んで水けを切り、12等分にする。
タマネギ(1/4個)は薄切りにする。

②鍋にだし汁(100ml)、酒(大さじ1)、しょうゆ(大さじ1)、みりん(大さじ1)、砂糖(大さじ1) とタマネギを入れて中火に掛ける。
煮立ったら弱火にし、タマネギがしんなりするまで煮る。

③フライパンにサラダ油(大さじ1) を入れて中火で熱し、絹ごし豆腐に片栗粉(適量)をまぶして並べ入れる。
途中で返しながら両面をカリッと焼く。

④②に③を加え、 とろみがついたら溶き卵(2個) を回し入れる。

⑤ごはん(1人180g)の上に盛り付け、三つ葉または水菜(適量)を乗せる。

●きのこのすまし汁

作り方(2人分)

①しめじ(30g)は石づきを取ってほぐす。

②鍋にだし汁(300ml)を入れて火に掛け、沸騰したら①とかまぼこ(2切れ)を入れ、しょうゆ(小さじ1)で味を調える。

③器に注ぎ、三つ葉(適量)を入れる。

栄養成分値(1人あたり)
エネルギー 645 キロカロリー、タンパク質 31.7g、脂質 18.7g、食物繊維 4.1g、塩分 2.3g

夕食

●ごはん(1人180g)

●豚肉と野菜のレンジ蒸し

作り方(2人分)

①小松菜(150g)は洗って根元を切り落とし、3㎝幅に切る。
もやし(150g)は洗って水けを切る。

②豚バラまたは豚ロース(150g)は5㎝幅に切る。

③耐熱皿に①と②を乗せ、ふんわりとラップを掛けて電子レンジ(600W)で4分ほど火が通るまで加熱する。
※野菜から水分が出たら皿を傾けて水分を切る

④ポン酢(大さじ3)、コチュジャン(大さじ1/2)、白ゴマ(大さじ1)を混ぜ合わせ、③にかける。

●マグロのおろしショウガ和え

作り方(2人分)

①マグロ(120g)は食べやすい大きさに切る。

②おろしショウガ(小さじ1)、オイスターソース(小さじ1/2)、しょうゆ(小さじ1)、ゴマ油(小さじ1)を混ぜ合わせ、①と和える。

③器に大葉(適量)を敷いて②を盛り付ける。

●ロマネスコとブロッコリーのサラダ

作り方(2人分)

①ブロッコリー(1株)とロマネスコ(1株)は小房に分け、ゆでてザルにあげて冷ます。

②マヨネーズ(大さじ3)、粒マスタード(小さじ2)、レモン汁(小さじ1)を混ぜ合わせ、①とコーン(50g)、蒸し大豆(1/2缶)を和える。

栄養成分値(1人あたり)
エネルギー705キロカロリー、タンパク質36.9g、脂質23.9g、食物繊維6.9g、塩分2.6g

●ひじきトースト

作り方(2人分)

①ひじきの煮物(市販品・1袋)、サラダチキン(市販品・1袋)、マヨネーズ(大さじ2)、マスタード(小さじ1)を混ぜ合わせる。

②食パン(5枚切り2枚)の上に①を乗せ、トースターでこんがり焼く。

●コーンポタージュ

作り方(2人分)

①コーンポタージュの素(市販品・1人1袋)に温めた牛乳(1人150ml)を加え、15秒ほどかき混ぜる。

②お好みでパセリのみじん切り(適量)を乗せる。

●トマトとフライドオニオンのサラダ

作り方(2人分)

①トマト(小2個)をくし切りにして器に盛り付ける。

②①にフライドオニオン(市販品・5g)、オリーブオイル(小さじ2)をかけ、バジル(適量)を添える。

栄養成分値(1人あたり)
エネルギー594キロカロリー、タンパク質26.9g、脂質23.8g、食物繊維5.2g、塩分3g

昼食

●高野豆腐でつくるジャージャー麺

作り方(2人分)

①キュウリ(1本)はヘタを切り落とし、斜め薄切りにしてから千切りにする。
②もやし(1/2袋)を洗って耐熱皿に入れ、電子レンジ(600W)で2～3分加熱する。
③長ネギ(1/2本)は粗みじん切り、ニンニク(1/4片)とショウガ(1片)はみじん切りにする。
④鍋に湯を沸かし、沸騰したら高野豆腐(2枚)を入れて火を止め、膨らんできたら上下を返し、フタをして3～4分おく。
ザルにあげ、粗熱が取れたらフォークで崩す。
⑤鶏がらスープの素(小さじ1/2)、水(120ml)、豆板醤(小さじ1/2)、みそ(大さじ1)を混ぜ合わせておく。
⑥フライパンにゴマ油(大さじ1/2)、③、豚ひき肉(80g)を入れ、肉に火が通ったら⑤を加えて煮立て、④を入れてフタをして弱火で3～4分煮る。
汁けが多かったら混ぜながら水分を飛ばす。
⑦冷凍うどん(2玉)を表示どおりにゆでる、または電子レンジ(600W)で加熱する。
流水で洗って水けを切る。
⑧⑦を器に盛り、①②を乗せて⑥を盛り付ける。
⑨お好みで白ゴマ(適量)、ラー油(適量)をかける。

●季節のフルーツ／桃(1人1/2個)

栄養成分値(1人あたり)
エネルギー597キロカロリー、タンパク質27.3g、脂質18.6g、食物繊維6.6g、塩分2.5g

●レタスでボリュームアップピラフ

作り方(2人分)

①冷凍エビピラフ(1袋)は表記どおり加熱する。
②温かいうちにレタス(50g)を加えて混ぜ合わせる。

●サバとブロッコリーのガーリック蒸し

作り方(2人分)

①凍ったままの冷凍ブロッコリー(100g)とおろしニンニク(小さじ1/2)を和え、ラップを掛けて電子レンジ(600W)で3分加熱する。
②サバの塩焼き(2切れ)を食べやすい大きさにほぐし、①と混ぜ合わせて、仕上げにコショウ(少々)をふる。

●もずくスープ

作り方(2人分)

①もずくスープの素(市販品・1人1袋)に180mlのお湯を加える。

栄養成分値(1人あたり)
エネルギー597キロカロリー、タンパク質25.1g、脂質26.9g、食物繊維4.7g、塩分3.1g

座っていることが多く肥満気味の人のためのレシピ

朝食

●食パン(5枚切りを1人1枚)

●ナスの冷製スープ

作り方(2人分)

①タマネギ(70g)は半分に切って薄くスライス、ナス(2本)は縦半分に切ったらさらに半分に切って1cm幅程度の輪切りにする。
②フライパンにオリーブオイル(小さじ2)を入れて①を炒め、水(150ml)とコンソメ(小さじ1/2)を入れて、野菜がやわらかくなるまで煮る。
③粗熱が取れたら牛乳(200ml)を入れ、ハンドミキサーでよく撹拌し、冷蔵庫で冷やす。
④器に盛り、パセリのみじん切り(適量)を乗せる。

●スモークサーモンとビーンズのサラダ

作り方(2人分)

①ニンジン(50g)はピーラーで細長くスライスし、電子レンジ(600W)で30秒加熱する。
②①とミックスビーンズ(100g)を、お好みの種類のドレッシング(小さじ2)で和え、スモークサーモン(4切れ)を乗せる。

栄養成分値(1人あたり)
エネルギー463キロカロリー、タンパク質23g、脂質12.5g、
食物繊維9.5g、塩分2.2g

●とろろとオクラと温玉のつけそば

作り方(2人分)

①山芋(100g)はすりおろす。
オクラ(4~5本)はゆでて輪切りにする。
②鍋にだし汁(120ml)、しょうゆ(小さじ2)、みりん(小さじ2)を入れてひと煮立ちさせる。
粗熱を取ってから冷蔵庫で冷やす。
③温泉卵(2個)をつくる。
または市販の温泉卵を用意する。
④そば(2玉)をゆで、冷水で締めて器に盛る。
⑤④を器に盛り、①と③、味つけ海苔(3~4枚)、ミニトマト(適量)、刻みネギ(適量)を乗せ、②をかける。

●季節のフルーツ/メロン(1人1切れ)

栄養成分値(1人あたり)
エネルギー 448 キロカロリー、タンパク質 19.8g、脂質 7.6g、食物繊維 3.7g、塩分 2.1g

夕食

●ごはん(1人180g)

●ブリのおからパウダー揚げ

作り方(2人分)

①ブリ(2切れ)は食べやすい大きさに切り、表面の水分をキッチンペーパーでふき取る。
②チャック付き密閉袋にしょうゆ(小さじ2)、酒(小さじ2)、おろしショウガ(少々)と①を入れ、冷蔵庫で15~30分味をなじませる。
③②におからパウダー(大さじ1~2)をまぶし、160~170度の油で揚げる。

●うす揚げ巻き

作り方(2人分)

①うす揚げ(1枚)は4辺を2mmくらい切り落とし、破れないように開いて2枚にする。
②鶏ひき肉(120g)、刻んだネギ(70g)としいたけ(小6~8個)、酒(小さじ1)、おろしニンニク(少々)をボウルに入れ、よく混ぜ合わせる。
③①に②を乗せて平らにのばし、端から巻いてラップで包む。
④電子レンジ(600W)で2~3分加熱し、上下を返してさらに2~3分加熱する。
ラップを外し、粗熱が取れたら好みの大きさに切る。
⑤皿に盛り、からしじょうゆ(適量)を添える。

●アスパラガスとスナップエンドウのマヨ和え

作り方(2人分)

①アスパラガス(5~6本)は根元近くの硬い部分は切り落とし、3~4cmの長さに切る。
スナップエンドウ(10本)はすじを取っておく。
②鍋に湯を沸かし、アスパラガスの下の部分を入れ、30秒~1分後に穂先のほうを入れてゆでる。
アスパラガスをすくい上げ、次にスナップエンドウがゆで上がったら、冷水で冷まして水分を切る。
③②とすりゴマ(大さじ1)、マヨネーズ(大さじ1)を混ぜ合わせる。

栄養成分値(1人あたり)
エネルギー924キロカロリー、タンパク質37.8g、脂質40.4g、食物繊維9.1g、塩分1.7g

●スライスチーズちょい乗せトースト

作り方(2人分)

①食パン(5枚切りを1人1枚)にスライスチーズ(1人1枚)を乗せ、オーブントースターで焼く。
②粗挽き黒コショウ(少々)をふる。

●余った食材を使ったスープ

作り方(2人分)

①カブの葉と茎(40g)、ニンジン(30g)、キャベツの葉(1~2枚)は3~4cmの短冊切りにする。
しめじ(1/2パック)は手でほぐしておく。
②鍋に水(500~600ml)を入れ、ニンジン、しめじなど硬い材料から先に煮る。
ニンジンがやわらかくなったら、豆腐(50g)を角切りにして入れ、コンソメ(1個)、塩・コショウ(各少々)で味つけする。
③キャベツ、カブの葉と茎を入れ、沸騰したら溶き卵(1個)を回し入れる。

●フルーツヨーグルト

作り方(2人分)

①リンゴ(中1/3個)、バナナ(1/2本)、オレンジ(1/3個)を食べやすい大きさに切り、ヨーグルト(100g)と和える。

栄養成分値(1人あたり)
エネルギー 570 キロカロリー、タンパク質 21.7g、脂質 22.5g、食物繊維 2.8g、塩分 2g

昼食

●豚肉コチュジャンめし

作り方(2人分)

①豚もも切り落とし肉(150g)は一口大に切り、タマネギ(中1/2個)は1cm幅のくし切りにする。
ニンニク(1/2片)はみじん切り、レタス(50g)は千切りにする。

②コチュジャン(大さじ1.5)、酒(小さじ2)、しょうゆ(小さじ1.5)、水(100ml)を混ぜ合わせておく。

③熱したフライパンにゴマ油(小さじ1/2)をひき、中火でニンニクを炒める。
香りが出てきたら豚肉を加えて炒める。

④豚肉の色が変わったらタマネギを加えて炒め、②を入れて2分ほど煮たら、 水溶き片栗粉(片栗粉小さじ1を水小さじ1で溶いたもの)でとろみをつける。

⑤ごはん(1人180g)を器に盛り、レタスを広げてその上に④を乗せる。

●カラフルピーマンピクルス

作り方(2人分)

①赤・黄パプリカ(各1/2個)はヘタと種を取って8mm幅に切る。
キュウリ(40g)も8mm幅に切る。

②チャック付き密閉袋に酢(大さじ3)、砂糖(大さじ1)、水(大さじ1)と①を入れ、しばらくおいてなじませる。

栄養成分値(1人あたり)
エネルギー 670 キロカロリー、タンパク質 30.4g、脂質 23.1g、食物繊維 5.5g、塩分 2.2g

●ごはん(1人180g)

●タラのきのこあんかけ

作り方(2人分)

①タラ(2切れ)は塩・コショウ(各少々)で下味をつけ、片栗粉(大さじ1)をまぶす。

②えのき(60g)は半分の長さに、しめじ(40g)は小房に、しいたけ(40g)は薄切りにする。

③小ネギ(5g)は小口切りにする。

④だし汁(100ml)、しょうゆ(小さじ2)、みりん(小さじ2)、片栗粉(小さじ2)を合わせておく。

⑤フライパンにサラダ油(大さじ2)を熱し、①を入れて表面がこんがりしたら弱火にし、フタをして中まで火を通す。
焼き上がったら皿に盛る。

⑥フライパンの油をキッチンペーパーでふき取り、②を炒める。
しんなりしたら④を加え、とろみがつくまで加熱する。

⑦⑤の上に⑥をかけ、③を散らす。

●サニーレタスと春菊のチョレギサラダ

作り方(2人分)

①サニーレタス(2~3枚)、春菊(50g)は洗って3~4cmの長さに切り、水けを切る。

②酢(小さじ2)、ゴマ油(小さじ1)、しょうゆ(小さじ1)、おろしニンニク(小さじ1)、豆板醤(小さじ1/2)、白ゴマ(少々)を混ぜ合わせておく。

③①を器に盛り、上から刻み海苔(2g)をかけ、食べる直前に②をかける。

●里芋と肉団子のコロコロ煮

作り方(2人分)

①里芋(4個)は皮をむき、食べやすい大きさに切って下ゆでする。

②鍋にだし汁(150ml)と里芋を入れ、ひと煮立ちしたら砂糖(小さじ1)、みりん(小さじ2)、酒(小さじ2)、しょうゆ(小さじ2)と冷凍肉団子(4個)を加える。
里芋がやわらかくなるまで煮る。

栄養成分値(1人あたり)
エネルギー680キロカロリー、タンパク質41.3g、脂質20.9g、食物繊維3.9g、塩分2.1g

心臓を100年動かし続ける
ためのレシピはコチラ

平澤元朗（ひらざわ　もとあき）

ひらざわ内科ハートクリニック院長。１９９７年に福井大学（旧・福井医科大学）医学部を卒業後、金沢大学医学部附属病院第一内科に入局。心血管疾患を専門に臨床経験を積み、２０１９年ひらざわ内科ハートクリニックを開業。専門性の高い医療を提供するとともに、生活習慣病の予防と治療に重点をおき、医師・看護師・管理栄養士のチーム医療を行っている。栄養指導教室や運動指導教室、ウォーキングイベントなどを開催しているほか、心不全をはじめとする疾患食を自宅でも気軽に賄える「キノシタレシピ」を提供している。

本書についての
ご意見・ご感想はコチラ

突然死から身を守る　**最強心臓メソッド**

二〇二三年六月一九日　第一刷発行

著　者　平澤元朗
発行人　久保田貴幸
発行元　株式会社　幻冬舎メディアコンサルティング
〒一五一-〇〇五一　東京都渋谷区千駄ヶ谷四-九-七
電話　〇三-五四一一-六四四〇（編集）
発売元　株式会社　幻冬舎
〒一五一-〇〇五一　東京都渋谷区千駄ヶ谷四-九-七
電話　〇三-五四一一-六二二二（営業）
印刷・製本　中央精版印刷株式会社
装　丁　鳥屋菜々子

検印廃止

Printed in Japan　ISBN 978-4-344-94489-3 C0047
幻冬舎メディアコンサルティングHP　https://www.gentosha-mc.com/